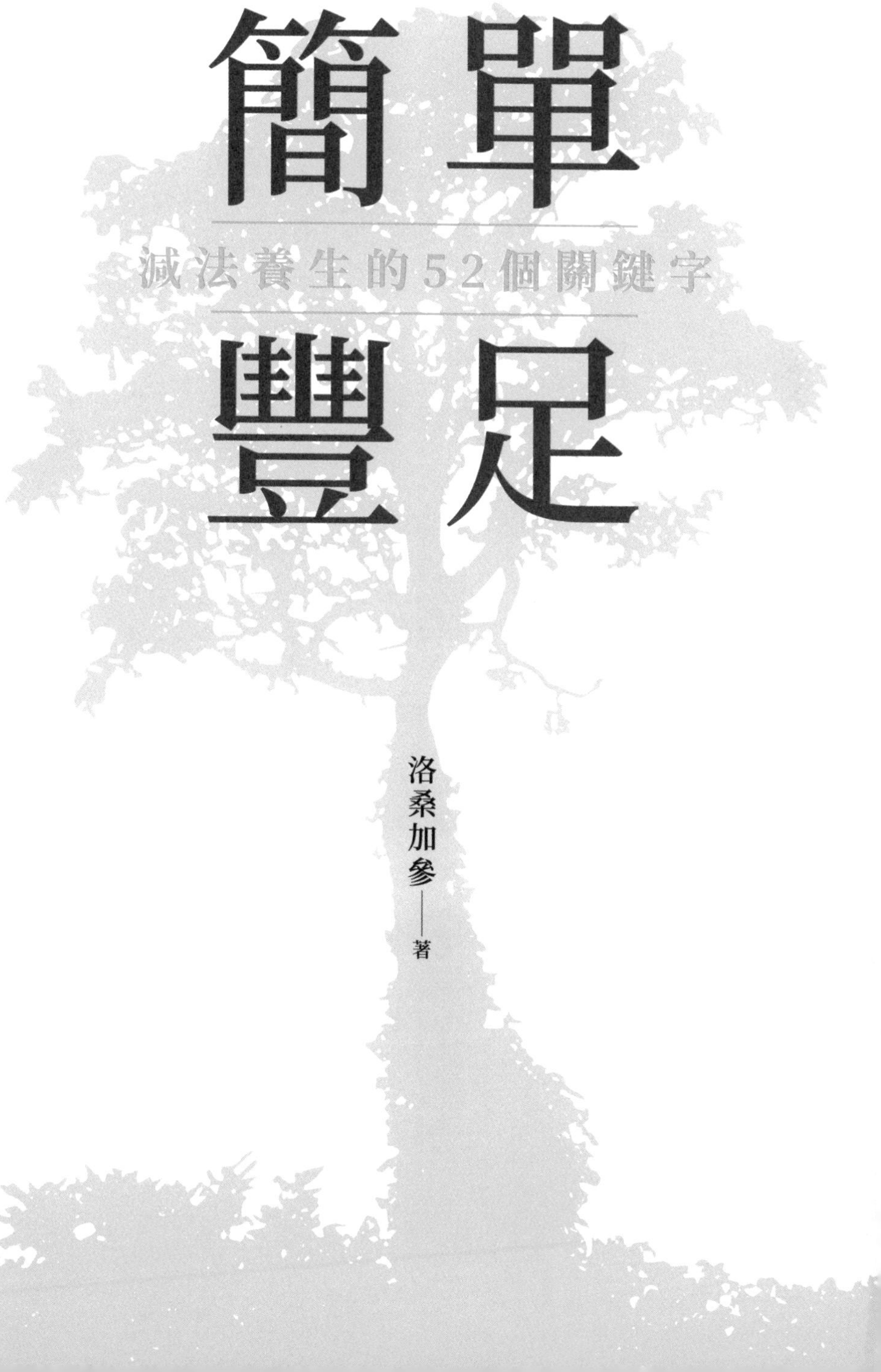

簡單豐足

減法養生的52個關鍵字

洛桑加參——著

目錄

第二章 周周轉化體質，我健康我驕傲：52個居家必備的身心靈平安處方箋

此時此刻，你最需要……

第三章 時時刻刻存健康：100個樸實無華的高投報養生好點子

健康成就解鎖，讓你的身心靈持續升級……

【自序】

養生不養病，預防醫學超前部署

二〇二〇庚子年一開始就不平靜，災難頻繁發生、變動特別多、金融重整、全球關係大洗牌。當一場新冠肺炎疫情搞得全世界人仰馬翻時，台灣不僅高分通過了考驗，還提前踏上復甦之路，展開充滿希望與機會的嶄新旅程。是什麼讓我們如此幸運？除了人心的善念、願意相互扶持外，大家齊心投入「超前部署」的防疫工作，更讓我們一起打了一場光榮的勝仗。人無遠慮，必有近憂。但若光是去思慮、擔心，是沒有用的。提前策劃好了，然後努力不懈去實踐它，這才有用！而今年最出風頭的關鍵字「超前部署」，也正切中預防醫學的精髓。

預防醫學自己學，身心靈永保安康

西方醫學講究各種階段的預防。預防疾病發生、預防疾病惡化、預防疾病惡化時醫病雙方將面臨的種種困境，提前趨吉避凶，去避開它。在東方，《黃帝內經》率先提出「上醫治未病」的概念，希望醫生們銘記在心，並幫助大家以最優雅從容的方式，度過生老病死。而西藏、印度的預防，則內化於日常修行中。修心、理氣、練瑜伽，善於利用自然界的地水火風空等宇宙基礎五元素，來校正人身這個小宇宙，達到身心靈的和諧、自我與外在世界的和諧。

繼《不生病的藏傳養生術》、《靜心．淨心》之後，我第三本書《簡單豐足》，將繼續結合東西方醫學與藏醫、印度阿育吠陀之長，將其中特別適合現代人利益生命的部分，介紹給各位讀者。不用等到生病了才上醫院，希望大家都能成為自己的「上醫」，自己的身體自己救，讓健康成為一種習慣。用更輕鬆、更有效、更節省資源消耗的方式，超前部署，快樂地成為不生病好命人。同時也讓身邊的親友，因著你的存在、你的美好生活方式的擴散，一起踏上身心均安的自癒之路。

養生慢慢來，一本讓你看一整年的書

有讀者看過我前兩本書後的反應，說很喜歡看、觀念非常好，但有些部分不容易做到，因此這一本，我簡化再簡化，用減法，減輕你的負擔，不讓你做多餘的事，只留下最重要、最需要關注的部分。第一章是大觀念，希望引導你喜歡上養生，體驗平衡之樂，而不是一想到要照顧身體、要去醫院，就充滿壓力。第二章以五十二個關鍵字帶出核心內容，每周學一個新觀念，五十二篇剛好一年份。你可以用一整年的時間，來慢慢改善、優化體質。第三章條列一百則養生好點子，融匯《不生病的藏傳養生術》、《靜心．淨心》、《簡單豐足》三書精華，以精簡文字，提出花費最少、可行性最高，且利於一般人持之以恆去做的簡單生活提案。比方說，「撫平法令紋、下垂眼，自製膠原蛋白」、「保持玩心、好奇心與幽默感」、「於睡前一、兩個小時洗熱水澡」、「補充色胺酸，助你換季不憂鬱」。你可以從這一百條中，挑些你喜歡、適合自己的來實行。只要願意做，時間將為你的身心迎來美好的轉變。

不怕世間忙亂紛擾、不怕外頭汙染嚴重，為自己、為親人超前部署，學習做自己的上醫，包含心裡生出的病、環境毒素引發的病、生活習慣養成的病，甚至是祖先留下的遺傳性疾病，都可以透過預防，將傷害降到最低，甚至讓它消失。養生不是急急忙忙、人云亦云、趕流行，養生講究慢慢來、洞察先機且精準打擊、依照自己的體質來調養。多做多錯多花錢，很冤枉，知道做什麼就夠了，超輕鬆。

而現階段你所需要知道的，我都寫在這書裡。省下不該花的金錢與精力，用來過上豐足人生，綽綽有餘。願你享受簡單、享受快樂豐足、享受生而為人，並且一世平安。

第 1 章

與健康白頭偕老 我願意

01 做得更少，活得更好

「Less is more 少即是多」這句話，在設計圈相當出名。怎樣雋永、耐看，時尚教母可可・香奈兒（Coco Chanel）女士傳授少一點更好的美麗心法，「Always remove, never add.（永遠記得精簡化，別畫蛇添足）」。

支持簡約之美，北歐風家居是最忠誠的擁護者，線條簡潔、重視功能性，絕不做多餘的設計，實用且好用。少一點，在西方是時尚、是實用。回到東方，少一點，則創造出禪意。比方說日本的枯山水，將山簡化爲幾塊石頭，江河、遊雲以細白砂詮釋，如此簡單、如此寫意。僧人們望著這極簡的庭院，悟出了空，並成全了心中的寧靜。

拿掉手套，恢復清淨心

兒時在佛寺裡學習，師父教我明心見性、訓練我擁有高感度的覺察力。從無明，到明明白白，開智慧的過程中，需要高度專注，所以最好能移除那些沒必要的干擾物，不斷利用減法、精簡再精簡。拿掉對自我的執著、減少對物質的依賴、去除妄想與壞脾氣，如此一來，眞正重要的東西，就會自然而然浮現出來。在西藏，少一點，屬於一種心的修煉。

當我說「我感覺不到、我想不到、我不知道」的時候，師父教我「拿掉手套」，再去觸摸木頭的紋理、再去摸摸看冰涼的雪，果然能摸出更多細節。溫度、質感都更直接能接觸到。而那個手套，就是我這本書要請大家去除的多餘之物。

本心不是沒有感覺、不是不知道，而是被太多有的沒的東西給遮蔽了，造成功能喪失的錯覺。智慧之心它一直都在。移除屏蔽，人隨時都能與自然連結、和天地宇宙對話。

簡化負擔，再生免疫火力全開

而在忙碌繁雜的現代都會生活中，少一點，對「不生病好命人」的養成，也是極好的！

當醫生後，常有人問我，「醫生阿，我這樣要多吃什麼才能補一補呢？」「我是不是應該多睡一點？」「某某藥越吃越沒效，能幫我加重劑量嗎？」商業廣告不斷宣傳，多吃這個、多噴這個、多擦這個，健康就沒問題了。殊不知，要得太多、用得太多，問題更大！

很多人誤以爲生病了，是因爲缺少什麼。然而大部分的現代人，患多不患寡，過剩往往才是致病主因。包含交感神經太活躍、死亡荷爾蒙分泌過盛，還有像是過敏，其實也是一種免疫力的過度反應。我發現，普遍大家身心靈出狀況，共同原因都是「太多」。吃太多、坐太多、工作太多、煩惱太多、壓力太多、情緒太多，以及不良的生活習慣太多太多。

造物主其實爲人做了很精良的設計，使人擁有免疫力、再生力、自癒力，若這三力完全發揮實力，健健康康活超過一百歲是絕對沒有問題的！

但若情緒起伏太大、有悲觀傾向、鮮少釋放壓力，那麼人的免疫力就會很沒力，你將失去第一道防線。而本來有很好的再生力，但因爲空熱量食物吃太多、總是吃太飽、多思慮多操煩、晚上難以進入深層睡眠，長壽基因去乙醯化酶（Sirtuin）與細胞自噬（Autophagy）無法順利啟動，細胞再生能力受挫，第二道防線瓦解，身體提前進入衰老期。當退化性疾病來襲，人的第三道防線是自癒力，偏偏身體號召全體動員準備進行修復工作時，又遇上一堆阻礙，環境毒素與心毒，內外夾攻，分散生命能量，導致自癒工程進度緩慢，甚至停擺。多此一舉的種種不良生活習慣、未解的心毒，令疾病顯化，令健康陷入困境。

學會留白，讓好事情自然發生

當營養已經過剩，人需要的就不是補，而是洩，或是像枯山水一樣留白。不吃，甚至是一些飢餓的感覺，反而有益健康。透過輕斷食，長壽基因立刻拔刀相助，修補殘缺。另一方面，舊的細胞還會啟動一種自己吃掉自己，並將資源回收再利用的環保機制，生出全新的細胞來。我用這個方法、用減法，治好了自己的消化、胃潰瘍問題。一顆藥都沒吃。

我開預防醫學診所，與出這本書的目的，就是想讓大家輕鬆一點、做少一點，但活得更好、更健康且更快樂。目標是逐漸減少化學合成藥物的使用、降低對藥物的依賴、避免對人的身心造成破壞與負擔的醫療與養生方式。改從人與生俱來的免疫力、再生力和自癒力著手。而這些，也是未來醫療的趨勢。多元並用提升這三力，讓我們一起來鍛煉簡化的功力。省下不必要耗損的精力與元氣，將能量完全挹注在最重要的事情上面，體現健康方面的簡約之美。

多，多累人啊，請試著：

◉ 不讓紛雜、充滿負能量的人事物占滿頭腦。

◉不讓瑣碎無聊的雜事占據醒著的大部分時間。
◉不讓對健康無益之物進入身體、加重排毒的負擔。
少，那更好，你可以
◉享受簡化後的遊刃有餘。
◉享受保固到一百年的好用身體。
◉享受人生因不做多餘的事而感到舒心暢意。

太多的追求，使人忙碌異常、身心俱疲，令身心靈失去平衡。先靜下心來，靜心、淨心，弄清楚自己到底是爲誰辛苦爲誰忙？把那些其實也不是很重要的，都給慢慢釐清、捨棄吧！眞要付出努力，那也是爲了能激起自己熱情的人事物去努力，實現自己的價值、初衷與天命，這才忙得有意義。

維持健康，以你喜歡的方式

對於時尚前輩香奈兒女士，「Always remove, never add.」這句話，新的品牌代言人綺拉・奈特莉（Keria Knightly）回應：「I always add and never remove.（我只加，不減！）」乍聽似乎是在唱反調，但其實奈特莉往手指上疊加的，是經過簡化設計的經典菱格紋戒指。在我看來，並非挑釁叛逆，反而是在向前輩致敬。

唯有最成功的簡化，才能爲後來的疊加創造出無限可能。

當我說少一點時，並非希望你一貧如洗、家徒四壁，過著苦行僧的苦日子，相反的，我是想讓你過上更從容也更幸福的好日子。從預防的角度，幫你在冤枉路入口處打叉叉，再另外指出多條通往健康的明路，你可以選喜歡的路去走、用最適合自己的方式，樂在其中地維持健康。

這世界上最不缺的就是養生法，但若是讓人實行起來很痛苦、很約束的養生法，在我看來它們的效果都有限，很多人減肥越減越肥，正是因爲這樣。人若不開心，做任何事都難以持久。想要健康，必須得快樂地去養生才行，太痛苦太麻煩，容易衍生出新的壓力，反而傷害健康。哪些事最好少做，我會先幫你簡化，接著，再提供幾個養生好點子，讓你自由組合、疊加，創造出屬於自己的快樂健康生活型態。請繼續往後翻，讓我們開始這趟輕鬆愉快的養生之旅！

02 慢慢來，吻合平衡的節奏

亞里斯多德說：「重複的行爲造就了我們。」

這個我，如果是清醒、醒覺的，那就太好了。如果這個我，懵懵懂懂、跌跌撞撞、磕磕碰碰，身陷無止盡的煩惱漩渦中，那就太苦了。古人說：「朝聞道，夕死可矣。」這個道是什麼道呢？我認爲是宇宙實相、世間的眞理，要是靈性能醒覺地活上一刻，那這一生就很值了！不過大家不要誤會朝聞道，夕死可矣的意思，它是說宇宙的實相，個人的天命、初衷，值得去探索，明白了之後，當然還要去實現它，不是說朝聞道夕就非死不可，「知道」只是第一步，「實際去做」才是更要緊的。

重複的行爲造就了我們。如果這個行爲，是符合健康、符合平衡的，那幾經重複後，你能成爲「不生病好命人」。好的習慣，能改寫基因遺傳指令，保護人不受環境汙染傷害，讓你越活越健康，甚至還能將健康快樂，傳遞給身旁的人。

請開始你的簡單豐足人生

本書的核心在於「簡化」。朝著更健康、更快樂的目的來做簡化，爲了知道爲何而活來做簡化，這樣的簡化，既有意義，過程中，你將宛如走上朝聖之路一般，逐步卸下重擔，心情一天比一天更輕盈，一天一天，逐漸找回自己，也離眞理更加靠近。轉換體質、提升心靈素質的過程，如同走朝聖之路一般，需要一段不算短的時間，途中也絕對會遭遇一些挑戰。

但只要願意邁開第一步，你將一步步越走越踏實，越走越欲罷不能，並一點一滴感受到自己的身心靈，正往好的方向不斷蛻變、進化。

飯是一口一口吃，路是一步一步走，不管是要去拉薩、麥加，還是走聖雅各或四國遍路，都不用著急，也急不來，用自己的速度來走，不用在意旁人的步伐，即便再慢，總是會到的。

養生也是這樣，慢慢轉化體質，去享受、去體驗那個過程，只要方向對了、方法對了，就一定會有好的結果。

刻意練習，慢慢過生活

每天早上醒來第一件事，你會做什麼呢？急急忙忙找手機，看看有沒有什麼新訊息。以前我也會這樣做。結果弄得一整天都很緊張，經常不知不覺被各種突發狀況纏住，或被迫「照表操課」莫名其妙過完一天。這時候我會覺得「唉，忙了一整天，卻好像也沒做到什麼。」有點徒勞無功的感覺。

後來，我靜心、刻意練習慢。改成醒來第一件事，開始觀想美好的一天。「早安」我跟自己說，「今天又是美好的一天」我自己祝福自己。很神奇的，不急不趕後，時間反而變多了，倒不是一天變成四十八小時的那種多，而是在從容不迫的狀態下，反而能完成許多重要的事情。

曾有人戲稱手錶這種發明，是「鑲著鑽石的華麗地獄」。「我被時間綁住了」，很多人會有這種感覺。但其實，知道時間，不是要人往裡面塞入更多行程，這樣求多效率，還眞是累人啊！知道時間，在健康的意義上，是讓你跟天地校準，日出而作、日落而息，配合自然節律，讓血清素（Serotonin）與褪黑激素（Melatonin）正常分泌，互相平衡。要是你內建的生物鐘與自然節律能同步，你不但會開心、感到快樂，體內上百種荷爾蒙全都會自動地準備好你需要的量，最棒的是，晚上不用吞服安眠藥，就能一覺好眠到天亮。這是最省力的懶人養生法，但它也是最有效的。

以前人看著手錶趕趕趕，現代人在手機裡設定各種鬧鐘提醒，與其說是抓緊時間，倒不如說是被時間緊迫盯人。交感神經動不動就被手機刺激一下。古代人好幾天才遇上一隻猛獸、準備逃命，現代人一天要被驚嚇好幾次，習慣性緊張，很多人連該怎樣放鬆，都給忘記了。難怪自律神經失衡，成了現代相當普遍的健康問題。

有病沒病？問自律神經

如果你沒有被診斷出任何疾病，卻經常失眠、心煩胸悶、手腳冰冷、經常腹瀉或便祕、眩暈或耳鳴、無緣無故頭痛、反覆感冒、喉嚨卡卡好像梗著異物、腰酸背痛休息按摩也無法緩解……，都有可能是自律神經失衡惹的禍。意思是你身體的油門跟煞車不靈光，才讓你該休息時睡不著，該努力時卻又提不起勁。

春秋時代名思想家老子建議大家養生要注意陰陽平衡。若交感是陽，那副交感就是陰。油門催下去、壓力爆表、成天緊張，這是陽太盛。煞車踩著不放、完全沒有壓力、整天當一顆沙發麻糬，這是陰太超過。養生，講究剛剛好，最好就是陰陽平衡。若是太超過，不管是過得太舒服還是太不舒服，那都不健康。

太趕、太忙、步調緊張、每天被迫過著高壓高效率的生活，動不動就被老闆或家人用Line遙控，就好像一天遇到多次猛獸一樣，交感神經容易太過亢奮。最簡單的方法，步調太快，你放慢就好、透過調呼吸來放慢。從原本的短急淺，改為慢長細。看到這裡，先來幾個深層緩慢的深呼吸吧！從喉、到頭、再到胸、最後到腹部，都鼓脹起來，吸得滿滿的像一顆大氣球。

或者，你也可以跟我一樣，明天早上醒來的時候慢一點。早上的態度，決定你一天的節奏。慢一點、從容一點，不管你是要靜心靜坐、觀想美好的一天，還是慢慢咀嚼、悠哉澆花，這些都很好。尤其工作特別緊湊繁重的人，更要為自己預留一段慢活的晨間好時光。這讓你在平衡自律神經上，事半功倍。

學會平衡，百病全消除

除了自律神經的平衡，在預防醫學領域，還有兩項平衡很重要。一項是身心靈的平衡，另一項是壓力的平衡。

先講壓力的平衡。

造成交感神經過度活躍，很大一部分原因出在工作與生活壓力輪流壓迫，要上班又要顧公婆顧小孩，蠟燭三頭燒。壓力太大肯定對健康不利，很多慢性疲勞、慢性發炎、慢性失眠，皆起因於壓力無法卸除、很難放鬆所造成的。

所以，有壓力很糟糕？我們應該遁世離群索居，過上沒壓力的生活？非也非也，這樣更慘。完全沒有壓力十分危險，過度放鬆，副交感每每居上風，人會有氣無力懶洋洋，且免疫力一樣很差。偶遇突發狀況，一個情緒上來，身體應付不了，很多退休長輩就是在這樣的狀況下令健康陷入危機。

就健康與壓力曲線來看，醫界研究出，「剛剛好的壓力，才是對健康最好的」壓力宛如槓鈴，你可以舉著它練練自己的能耐。能力，是越練越有力。然後，很重要，要記得放下。只要能放下、會放鬆，那壓力非但不是壞東西，它還可以幫人維持健康。

至於身心靈的平衡，如果一天大部分的時間都能維持平衡，那你馬上晉升為健康勝利組裡的一員。西方醫學研究最多的是生理與心理相互影響的關係，著重身與心這一塊。既然這本書講得是簡化，那我廢話不多說，直接破題，「請你務必快樂活著，這樣身體能很容易維持健康狀態，免疫力也會比較健全。」病由心生，心緒雜亂就竟能弄出多少病來？後頭章節詳細說明。

西醫看身心，而西藏醫學還多看一個「心靈」。身為一個西藏人，家族成員不少人是藏醫，自幼耳濡目染，我很樂意跟大家分享「藏傳養生術」，補足西方醫學較少探討的區塊。兩個重要概念，請大家先記住，一個是「利他」，另一個是「善慧」，意思是善良與智慧，它們能很好地助你靈性揚升，強化健康，並進入自在祥和的境界，體驗天人合一、與宇宙最高智慧連結。「利他」與「善慧」，後面章節也還會不斷重複出現。

請認真重複，令美夢成真

閱讀本書有個竅門，遇到看似重複的文字，不要略過，請逐字逐句讀完。好的觀念，透過「重複」來內化，能加深印象，並在意識中埋下善種子。重複去讀、去理解它們，這些觀念將逐漸成爲你的知識。

接下來，經由不斷去實踐，重複好習慣，造就出更好的你。

從今天開始，清醒地活著，有意識地去感受、去體驗生命的豐足，慢活樂活、慢點變老。當你掌握自律神經平衡、壓力的平衡，與身心靈的平衡，那還急什麼？美好人生，才剛要開始呢！

03 卸下重擔，不做多餘的事

你曾經靜下心來，觀看河面上的落花與枯葉嗎？西藏出家人最喜歡觀水，水純淨，象徵無染之心，水無情，面對生命洪流之中來來去去的過客，即便那落花再有意，流水依舊服膺於「無常」的自然法則，瀟灑地任它慢走不送，連再見都不說。

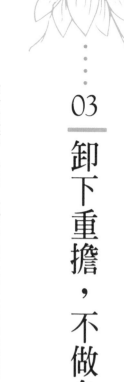

智者說：「上善若水。」若能做到跟水一樣，那你肯定身心靈平衡，百病不生。但有時候，連我都覺得很難做到完全像水一樣柔軟、利萬物而不爭。因為不小心看太多灑狗血的連續劇，悲歡離合大起大落、吵吵鬧鬧，你一巴掌過來，我哭哭啼啼跑走。哎，我其實是看古裝劇學的中文。若角色們都杵在河邊拈花微笑，一句話都沒有，那我可學不好中文。

站在醫生的角度，只要「螢幕時間」有所節制，不至於犧牲睡眠，那麼，看看電影、追劇放鬆放鬆，其實也都滿好的。如果你看喜劇，開心哈哈大笑，那你今天的免疫力可就都沒問題了。如果你看悲劇，哇啦啦哭了出來，那更棒，你把壓力都給釋放了。只要不把鄉土劇家庭失和、你爭我奪的橋段帶到現實生活中，那基本上影劇也能成為對健康有益的都會變成毒藥。

好幫手。開啟智慧，世間萬事萬物都可以是藥，但若太超過，那即便是再厲害的良藥，

別壓抑，溫柔聆聽情緒怎麼說

心理學家最擅長研究統計哪種情緒、哪種性格對健康最有殺傷力，而中醫也有「七情致病」的說法，但請大家不要誤會，這都是指情緒太超過的狀況，太超過才會造成傷害。有情緒沒什麼不好，相反的，有情緒表示你是個正常人，不是植物也不是礦物，是人，帶點情緒很正常。要是人完全沒有情緒那就慘了，我馬上幫你轉身心科。

出家人、修道人、禪修者、瑜伽士，也都有情緒。但爲什麼你靠近他們時，不會掃到颱風尾？還感覺如沐春風、特別舒服？似乎有一個小太陽在溫暖著你？那是因爲他們都有進行淨心的修煉。有人跟情緒握手言和，讓情緒暢所欲言，不去壓抑它、批判它。有人藉由喜怒憂思悲恐驚的升起，去觀察體內氣血輸布的情況，以此做爲參考，運氣調節生理機能。還有人將「非思量」內化成爲習慣，有效預防了情緒擴大、失控，當然也就很好地預防了放大版的怒氣或憂思去擾亂內分泌平衡。

減法是最輕鬆的養生法，減什麼呢？朝這兩個方向來減，第一「不操多餘的心」，第二「不做多餘的事」。

心有覺知能力，有智慧，能感受愛也能發散愛。如果有人誤解「情緒傷身」，硬要把自己弄成面無表情一張撲克臉，捨棄喜怒哀樂，凡事不表示意見，壓抑、無視自己的情緒，這樣就很可惜。因爲你把心門關上了。把門關上怒氣雖然不會突然跑出來讓血壓一下子升高，但你同時間也把愛、快樂、愉悅、自在也一起關在了冰箱裡。又不是要當殺手，可別把自己搞得那麼冷血，擁有一顆溫熱開放的心，不但自己會比較舒服，接近你的人同樣也會感到溫暖自在。

要避免情緒太過紊亂而傷身，那就是讓喜怒哀樂保持它們原本的樣子，你不要操多餘的心，花心思去餵養任何一種情緒。憑空想像出的鄉土劇情節，就是紛雜情緒們最喜歡的零食。擴大驚恐、放大焦慮，都不要。要是你不丟零食給它們吃，情緒原本都還滿瘦的。其實。是人把它養胖，胖到走不出你的心門，這就把自己的內心世界，搞得擁擠無比。這樣當然會常常覺得煩。心煩意亂，氣也就跟著亂。那還講什麼身心靈平衡、內分泌平衡，難啊！

靜心淨心的達人，都跟情緒很熟，但家裡不會養著這些「情緒胖子」。怎麼做到的？三個字「非思量」。

非思量，任其來來去去

非思量是一種高級靜心的技巧，意思是儘管念頭不斷浮現，但靜心者任它如流水上的落花枯葉，漂過來，隨即漂過去，不去否定它，壓根就是不去管它。

面對自己內心張牙舞爪的種種情緒，你可以溫柔地對它們說：「我知道了。」。但不要浪費腦力去思考、去幫它們寫新的劇情。不要去擴大它們的影響力。你的健康，就不會被它們影響到。

非思量可以幫助你從身心靈的混亂中脫離。減去很多不必要的麻煩。尤其習慣性刻意壓制、委曲求全的C型性格人，更要好好練習這個非思量。C是Cancer癌症的C，太過壓抑，也是一個相當危險的罹癌因子。需注意的是，請你別壓抑，並非鼓勵你對著隔壁那個無辜的人爆發出來，經常急躁沒耐心、口出惡言，轉變成A型性格，那罹患心血管疾病的機會，將會是一般人的二·四倍，也是很危險。

小心隱藏版怒氣，累積釀災

放大版的情緒容易擾亂氣血和生命能量的運行，大悲傷肺、大喜傷心、大怒傷肝，這些「大」的，我們都很容易察覺。但預防做得全面一點，我們還要用智慧去察覺那「小」的。別看它小，累積時間長了，一樣能使健康潰堤。

小的有哪些呢？比方說跟另一半生悶氣。比起破口大罵，悶氣看似殺傷力小，但它持續時間長，像是一隻靜靜吃三碗公的小怪獸，一口一口吃，健康也是慢慢被它啃光。冷戰不血腥，打久了也是很傷元氣的啊！

看到討厭的人，心想「煩耶，又是他」。在擁擠悶熱的捷運車廂中，忍不住煩躁了起來，「好討厭喔，那個人頭好臭」。遇到比自己優秀的人，「哼，他只是運氣好啦」。不耐煩的情緒「到底什麼時候才能下班啦！」。不安的情緒「他們好像在說我什麼」。不開心的情緒「好無聊喔，一整天都沒有什麼好事情，真是有夠悶的」。雖然這些都沒有爆發出來，隱藏在檯面下，但小小的一個一個累積起來，也夠你「不爽」的了。另外再加上比較冤枉的「掃到颱風尾」，身邊有動不動發火的人、不可理喻的人，或是像烏雲一般老是在抱怨的人，說能完全不受他們影響，是騙人的。或多或少，對健康的扣分，還是算在自己帳上。

那，怎麼辦？

所幸，人體有很強的自癒力與免疫力，不一定非要考一百分不可，只要六十分及格就安全了。如果說不爽是負分，快樂是加分，你只要一整天，有六〇%以上的時間，盡量讓自己保持開心、寧靜、舒適、愉快，那一樣能很好地維持健康。

你一定會遇到脾氣差的人，但人生中能跟你一起開心的好朋友更多。別人要擺臭臉你管不著，但自己要選擇優雅微笑或把眼神望向無垠的宇宙，沒有人能左右你。維持健康，無須給自己太大壓力，六十分就輕鬆過關了。

To be or not to be，要看體質

最後來講「不做多餘的事」。

東西方醫學，各有巧妙。西醫從微觀、從實驗室出發，東方醫學系統則重視整體的和諧。西方擅長研究病原、研究器官，東方則對平衡特別感興趣。

像在西藏，醫師們把人簡單化分爲三類，隆型體質、赤巴體質、培根體質。這邊說的培根是藏文 Bekan 直接音譯過來，對應地和水兩個元素，不是我們早餐吃的那個煎培根。

培根體質的人特別怕冷、很喜歡休息，所以在養生建議上，熱食是比較適合他們的，而為了激活生命力，辣椒、大蒜，也都對他們有幫助。但要是偏赤巴（對應到火元素）體質的人，火已經太旺，已經夠熱了，辛辣反而要少吃，收斂性質的食物，對他們而言，才是好東西。

中醫講究寒熱虛實，先搞清楚自己是哪種體質，才知道適不適合補。在物資缺乏的年代，「多吃一點才有營養」這句話沒錯。時至今日，大部分人的問題不再少，而在太多，或是不均衡。對於要控制體重的人來說，哪裡還需要補，少吃一點、輕斷食，反而能啟動細胞自噬，全身舊換新，讓身體變得更年輕、更有活力。

西醫在預防方面，也經常從飲食著手。什麼吃了容易造成慢性發炎、過敏？要怎樣才能搞好腸道？多長時間的斷食，可以降低膽固醇、遠離退化性疾病？在第二章「滅身體的火」、「精神益生菌」、「細胞自噬」我分三篇來講。

不做多餘的事，首要，就是少吃一些不適合自己的東西。

減輕身心負擔，迎接輕盈新生活

除了吃的喝的，化學合成藥物的使用或是對身心比較有破壞性的醫療法，現在也逐漸被淘汰。即便被診斷為慢性病，也不代表必須終生藥盒不離身。尤其在台灣醫療這麼進步的地方，免疫療法、幹細胞療法都已經很成熟，現在的人，已經可以像是去 SPA 館做保養一樣，在很舒服的狀態下，預防疾病、預約健康。所以拜託，不知道在吃什麼的保健食品、來路不明的保健藥物，除了自己不要吃，也幫長輩過濾一下。不慎吃壞了腎，一輩子辛苦。

真的要吃，還不如請長輩吃好料。西醫之父希波克拉底（Hippocrates）曾說：「食物不能治的病，連醫生也治不好。」他主張「讓食物成為你的藥」，承襲這個脈絡，按體質攝取適合自己的飲食，是我比較建議的做法。

不做多餘的事，另外要考慮的是平衡、合宜。比方說，晨起運動很棒，白天屬陽，多動是好事。但你在晚上準備睡覺數羊之前，還在那邊「動次動次」激烈熱舞，就不十分恰當，心情太嗨，推遲睡眠時間，大扣分。又或者你已經很累了，還硬撐著玩手機遊戲，預支體力是要付利息的，積勞成疾，很快就發生。

想想自己有沒有什麼多做了？請排除對身心靈無益的飲食與習慣，一個月丟掉一件，連續做十二個月，你會發現很多煩惱也順便被一併處理掉了。每個月都讓自己的負擔更少一些，你就準備迎接一年後更清爽、更快樂的自己。

04 本書使用方法

「有」是加法，「無」是減法。有錢有勢有房有車，有皮草有名牌包，有多少是做給別人看的？無病無憂無恨無懼，無顛顛倒倒是非不分，才是眞正能讓自己開心的。想要不生病、想要過好日子、想要快樂，當加法都不管用的時候，不妨試試減法，減輕不屬於自己的負擔，心情很快就能輕鬆起來。

一顆懂得放鬆、柔軟又溫暖的心，是可以當成藥的！如果能煉心成藥，那恭喜你，你可以少吃很多化學合成藥物。特別是那些由心所生出的病，一般藥物只有緩解效果，唯有用心藥來醫，才有可能完全治癒。

心是大藥，透過心念轉化、調整生活步調，人生可以少受很多罪、很多苦，何樂而不爲？同樣的，身，也是大藥，痊癒的關鍵，在自己身上。培養再生力，你就離退化性疾病遠一點，顧好自癒力，讓你即便生病，也無大礙，還康復的比誰都快。至於免疫力，也在自己身上，問題是，怎樣讓它發揮最強的防護效果？讓你「百毒不侵」？這些，第二章慢慢告訴你。

斜槓這個概念出自於《紐約時報》專欄作家瑪希．艾波赫（Marci Alboher）的著作。斜槓（Slash），意思是你有多重身份，擁抱許多眞正能激起你熱情的事物。知識經濟時代，人可以同時擁有很多身分。像我，至少就有四個身分：預防醫學醫師、中華國際扶侃協會創辦人、傳法弘道的靜心修行者、到處演講上節目推廣健康知識的說書人。

而我寫的書，從第二本開始，也都走斜槓路線。因爲同時關注到「身體健康」、「心裡快樂」與「靈性揚升」三個面向，有的書局把它歸爲醫療類，跟時報《自己的膝蓋自己救》等暢銷書放在一起。而有時候它在養生法架上隱居，只露出側臉。還有一次，我看到《靜心．淨心》跟達賴喇嘛和其他一些外星人的書做鄰居。而這本《簡單豐足》，估計也是書店裡遊牧民族，你能跟它相遇，也算是有緣。既然有緣千里來相會，希望它能爲你解決一些問題。

針對每個人需求不同，《簡單豐足》有四種用法。它既是養生書，也是解答之書、居家常備醫藥箱……遇到問題的時，第二章五十二篇隨手翻，立即找出相對應的簡單生活錦囊妙計，這是第一種。上一本《靜心．淨心》我也是這樣設計，五十二周的修煉也是讓人隨手翻，很多人反應，的確有對應到他們當下的問題，唯獨「問要買哪支股票，不準」。

哈哈，沒錯，買股票、中樂透這種問題，不在它的服務範圍內。

當然你仍可以採用傳統的閱讀方式，從頭第一個字看到最後一個字。睡前讀一讀，說不定還有助眠效果，這是第二種。而像看雜誌、開網頁這樣，利用瑣碎時間，先讀有興趣的部分，也是沒問題，篇篇獨立，皆可單獨閱讀。讀書是快樂事，千萬不要倍感壓力，非得兩時小讀完一本這樣，又不是在準備聯考。我這本《簡單豐足》求少不求多，就算你只看中其中一項好建議、願意持續去做，這樣，我就很高興了。

送你一份愛的禮物，我祝你幸福

最後一種用法，是將它送給你關心的人，以及想要祝福的對象，把它當成一本禮物書。書裡面的概念與方法，輕鬆讀、認眞做，調整個人的體質、心情，都會有所轉變，而且還是往好的方向來變。我常說一個人不能獨好，好東西、好事情要與人分享，讓大家一起共好，才是最好的！

美國耶魯大學研究出來，「每天閱讀半小時，壽命延長兩年。」即便沒有天天讀，只要閱讀頻率越高，養命效果也就越好。再也別說沒時間讀書了，不用去擔心「時間」這種事，生命的長度與深度廣度，是越讀越長越深越廣的！讀吧讀吧，只要開卷，肯定有益。

第2章

周周轉化體質
我健康我驕傲

52 個居家必備的身心靈平安處方箋

此時此刻，你最需要……

01 免疫力

幾個月前的新冠疫情雖然造成了一些經濟損失，但換另一個角度想，疫情其實也帶著禮物而來。很難得有這樣一次機會，全民一起接受公共衛生特訓，戴口罩、勤洗手、學消毒、注意體溫、善用隔板、保持社交距離……在防堵病原微生物上，大家都做了許多演練。目標敵人鎖定COVID-19，但在同時間，也阻斷了流感病毒、腸病毒、手足口病與其他透過飛沫、接觸散布的感染性疾病。這些能阻斷外來病原的好習慣，若能好好維持，後疫情時代，台灣依舊很安全。這是守護健康的第一道防線。

外面顧好了，再來看裡面。內在的免疫力，屬於第二道防線。怎樣知道自己的防護罩品質是好是壞呢？來檢查自己的免疫力最近是否有狀況：

◉ 即便是小傷口也不容易癒合。
◉ 動不動感冒又好得特別慢。
◉ 經常鬱悶、沒來由地低落。

◉ 沒亂吃卻常拉肚子或便祕。
◉ 沒有中暑卻莫名發熱。
◉ 怎樣都睡不飽，疲倦感持續。
◉ 體溫偏低手腳常冰冰冷冷。
◉ 濕疹反覆發作或皮膚乾癢。
◉ 身上的關節比氣象台還準，一變天就酸痛腫脹。

以為老人、小孩抵抗力弱？沒有，現在很多成人生活負擔重、沒照顧好自己，身體更差。若出現兩項以上徵兆，顯示你目前對疾病的抵抗力較弱，應立即重新檢視、調整生活習慣。希波克拉底說：「疾病不會憑空降臨在我們身上，它們是日常種種違反自然的小罪惡累積而成的。當罪惡累積到一定程度，疾病就會出現。」

免疫力加減顧，累積小福報

養生，我不會恐嚇你這不能吃、那不能做，非得過上苦行僧般嚴格的虐心生活，不用那麼刻苦。只要從生活中減去一些「小罪惡」，再加上一些利益生命的「小福報」，加加減減到自己最舒服、最平衡的程度即可。比方說體溫長期偏低的就多注意運動，有腹瀉、便祕困擾，就來重整腸道菌相。從平衡的角度思考，即能在生活樂趣與生命健康之間，為自己做最好的打算。以下這些可以幫你累積小福報，有做有保佑。

- ◉培養幽默感、常常笑。能激勵免疫悍將NK細胞的士氣。
- ◉日出而作、日落少玩手機。特別是有睡眠困擾的人，更要懂得利用天然日光來調節褪黑激素和血清素水平。
- ◉拒絕情緒勒索，釋放壓力，珍愛自己。
- ◉有幾個知心好友，帶來心理上的安全感。
- ◉靜心觀想美好的未來。
- ◉多走路少搭車。
- ◉練習深靜細勻的慢呼吸。
- ◉適度運動維持肌肉量，尤其臀腿體後側肌肉。
- ◉多菜少肉。經常從魚肉中獲取優質蛋白質。
- ◉從顏色豐富種類多元的蔬菜中獲得維生素。
- ◉補充益生菌與發酵食物。

◉閱讀紙本書籍。

◉按摩促進循環。

◉拉筋舒緩緊繃。

◉親近大自然呼吸純淨空氣。

◉進行創作，如繪畫、製陶、園藝、寫作。

◉體貼他人，舉手之勞利他。

上面這些可以多多做，下面這些則盡量避免。

◉持續兩個禮拜以上的心理壓力。

◉總是吃太飽、吃太晚，無宵夜不歡。

◉經常在床上處理公事或看電視。

◉過度社交、過度應酬。

◉太在意別人說的話。

◉呼吸短淺急促，不自覺憋氣。

◉習慣性抱怨不休、碎念不休。

◉被迫聽人抱怨，又不會排濁氣。

◉保健品、維他命、抗生素不當使用。
◉冷氣吹太多、冰涼的吃太多。
◉完全不運動或沉迷於激烈運動。
◉過度使用去角質產品，皮膚刷洗太超過。
◉動不動生氣、暴怒。
◉老待在舒適圈，缺乏挑戰。
◉每天久坐達九小時以上。
◉偏食，減肥只吃蔬果。
◉對一切冷漠、封閉內心。

以上壞習慣宛如豬隊友，趕快把它們踢到外太空去，免得免疫部隊還沒來得及抗敵，就先莫名其妙先被自己人幹掉。

平衡健全，才是最好的免疫

「免疫系統」我們以系統來稱呼它，因爲免疫這檔事，牽涉的單位很廣，業務項目也很複雜。肺部門、皮膚部門防禦前線，而腸道、胸腺則與增援、加強我方戰力有關。幾乎人身上所有器官，或多或少都與免疫工作脫不了關係。

我們希望免疫力是「健全」的，而非無止盡去「提高」它。健全的意思是平衡，剛剛好適合你，不會太高或太低。太低你抵擋不了外頭的傳染，太高你如同在防護罩裡自己人起內鬨、打起來這樣。換句話說，免疫力特別低你容易感冒，免疫力太高你可能會常常過敏。若高到引起細胞介質風暴（Cytokine Storm）的程度，失控的免疫反應將逐步造成器官損傷、衰竭，接續休克、死亡。研究免疫的專家普遍認為啟動免疫反應的機制太過複雜，而找出最佳的免疫細胞組合又有相當的難度，因此，想要永久維護免疫系統的平衡與和諧，最根本的解決之道就是「盡量用健康的方式活著」。

強化戰力，哈佛醫學院教你這樣做

活出健康、活出健全的免疫力，哈佛醫學院曾提出八項建議：別抽菸、採取一種蔬果份量高占比的飲食法、定期鍛煉、保持健康的體重、睡眠充足、學會紓解壓力，如果你喝酒，只喝適量的酒，以及採取措施避免感染，如勤洗手等。

關於定期鍛煉，我稍微解釋一下，它是因人而異的，每個人依年齡、體質、生活環境與習慣，能接受的強度與訓練方式都不同，要做自己適合的！適合的意思是，比你平常的強度再稍微加上一點點，有點累又不至於累翻這樣，就是很好的強化鍛煉。藉運動提升全身循環，免疫細胞和免疫物質即能順利前往需要護衛的每個身體角落、完成它們的抗疫工作。但如果你認真運動後，反而變得更常頭痛、感冒，那就不要「那麼認真」，請稍微降低強度。經過高強度的激烈運動後，有些人的免疫力反而會暫時下降。

免疫平衡沒有絕對，還靠大家用心拿捏。

醫療科技顧免疫，認識 ILIB 你的神隊友

當一種傳染性疾病開始流行，不管它的 R0 值（基本傳染數）再高，總有人能倖免於難。哪種人？免疫力特別健全的人！隨著年齡漸長，如果人什麼都不做，免疫反應能力逐年降低、鈍化，將令人有更高的風險死於感染性疾病。所幸，醫療科技日新月異，為輕鬆養生找到了解答——ILIB（生化雷射血液療法 Intravascular Laser Irradiation of Blood），人稱靜脈雷射或氦氖生化雷射。

每當流感大流行，或像是 COVID-19 這類急性的病毒感染讓人備感威脅時，ILIB 就

成了許多人健全免疫機制與幫助對抗發炎的神隊友。它有何厲害之處？ILIB 能利用光纖導管，將低能量的紅色生化雷射光自靜脈導入，藉此提升粒線體機能，將能量轉化為維持細胞功能的核苷酸（ATP）分子，增加紅血球攜氧量與血液流動性，進而達到我們所希望的身體最佳免疫反應。導入雷射光的近期療效是增強液體性免疫（Humoral Immunity），遠期療效則以增強細胞免疫為主。整體而言，我最看重的即是 ILIB 能使免疫活性細胞分裂增強、免疫蛋白生成速度加快，維持 T 細胞、B 細胞、嗜中性球具有足夠的數量，以及單核吞噬細胞系統功能的強化這幾個方面。

另有研究指出，接受 ILIB 光照療程能建立起完善的吸收與代謝反應，站在助攻的角色，ILIB 有增進營養針劑或其他保健品吸收的效用。而在抗感染部分，它也能提高抗生素療效，降低感染死亡風險。

臨床上 ILIB 廣泛應用於急慢性病毒感染、細菌感染、肝炎、腸胃道炎、慢性疲勞症候群、過敏性鼻炎、異位性皮膚炎、紅斑性狼瘡、類風濕性關節炎等免疫力太高或太低所引發的病症。而當我在處理免疫力失衡、睡眠障礙、自律神經失調、過敏性疾病、生理機能衰退等問題時，我都會頻繁使用到 ILIB。它除了是幫助健全免疫、對抗感染的神隊友，同時也是加速術後恢復、輔助幹細胞與免疫療法的最有價值 MVP。

02 揮別生活習慣病

告訴大家一個好消息，科學家已經發現，基因的遺傳指令是可以被改寫的。不是祖先怎樣、父母怎樣，你就一定會好命或者是歹命。自己的生活態度，你的想法、看事情的角度，更大一部分地決定了你生命的走向。

所以，習慣很重要。特別是你有意識或無意識、常常重複在做的那些事。特別有影響力。

慢性病年齡層降低，掌握健康提前部署

好的生活習慣能調控基因表現，這是養生。而不良的生活習慣日積月累，年輕時不一定看得出異狀，但如同水庫一般，等那些水啊、泥啊、垃圾啊，積到了超過安全標準，隨時就有可能崩潰。養成糟糕的生活習慣，相當於是在「養病」，養出各式各樣的生活習慣病。

「生活習慣病」是日系的用法，英文叫 Lifestyle Disease，在台灣，我們常用慢性病來稱呼它們。生活習慣病以往叫「成人病」，通常要等到上了年紀才容易發病。不過現在罹患癌症、心血管疾病、糖尿病、血脂異常、高血壓的人，越來越普遍也越來越年輕，所以才改了名稱，希望能提醒大家多多注意自己的生活方式。

不過也不需要太過擔心，預防的觀念先學起來，可防可控自己都能掌握。比方說脂肪肝是所有肝病的前期，可逆，及時面對，就不怕後頭肝硬化、肝癌。而沉迷，是所有上癮症的前期，無需用藥就能治癒，在沉迷的階段，趕緊找出其他比較安全的紓壓方式，就能避免上癮後大腦被綁架。

當一隻有智慧的先知鴨，別當烤肥鴨

至於心血管疾病的前期，則是「代謝症候群」。扭轉健康、改良命運，我們不要把自己養成肥滋滋的一隻北平烤鴨，而是要當一隻「春江水暖鴨先知」的先知鴨，在「前期」的時候及時收手。這樣，後頭就能省下一大堆麻煩事和金錢的虛擲。

預防代謝症候群，下面這些不要做：

- ◉飲食失衡專吃些沒營養的。
- ◉一直抱著壓力不放。
- ◉酗酒愛喝喝不停。
- ◉愛抱怨、愛計較。
- ◉久坐又不去運動。

屬於靜態活動的開車、坐辦公桌、半臥半坐看電視，只要超過九小時就算是「久坐」。每天坐超過九小時，死亡風險增加二二%，超過十一小時，死亡風險更增加五〇%。以上預防代謝症候群的這五個習慣，沒得商量，通通要戒掉。但我希望你不要戒得太痛苦，否則又造成了新的壓力。稍微轉化、優化、改良一下。像是上班非得坐八、九小時以上的人，請爲自己製造起身走動的機會，去裝個水、爬樓梯、幫同事送送文件。下班後別立刻回家窩沙發，走走路、按摩按摩，做一些能促進循環的事比較好。循序漸進慢慢改善體質。養生，是一輩子的樂事，我們不著急。

預防代謝症候群，請你跟我一起這樣做：

◉用品酒的方式享受酒為健康帶來的益處。
◉以多樣化植物性食材為主的飲食法。
◉有運動、有休息，勞逸均衡。
◉挑戰過後，把壓力釋放掉。
◉珍愛自己、利他愛人。

人在適度的壓力下，健康狀況最佳，所以，也不能完全沒有壓力。作爲挑戰，壓力是有益的，而且就像鍛煉肌肉一樣，你會越練越強大。記得慢慢練、慢慢增加強度，才不會受傷。但，持續三個月以上的慢性壓力，會使身體持續釋放出死亡荷爾蒙皮質醇（Cortisol），這就很傷身了。很多人都是因爲這樣壓力大、持續時間又長，間接導致睡不好、吃不好，整組壞光光，骨牌式崩盤，健康一夕間潰堤，有些還救得回來，而有些，就 Game Over 提早登出了。

惦惦自己的斤兩，摸摸自己的肚腩

以前是「人怕出名豬怕肥」。現在何止是豬，有健康意識的人，都怕自己太肥。主要就是體重超過太多，新陳代謝、很多健康數值也都會變得很不理想。

要怎樣知道自己是不是代謝症候群？除了健康檢查的時候醫生會「恐嚇」你以外，低頭往下看，若只見肚子不見鞋子，那事情就大條了，快點回頭是岸。買褲子的時候也可以順便量一下。男士腰圍大於等於九十公分或三十五吋、女士大於等於八十公分或三十一吋，暗示內臟脂肪太多，建議重新調整生活習慣。

除了冬天，其他季節都適合減肥。尤其夏天，效果最明顯，只要你願意動起來，細心挑選入口之物，不用怕自己屬於連喝水都會胖的頑強型易胖難瘦體質。趁夏季來臨時好好動一動，就連走路都會瘦！以步代車、提早一、兩站下車步行回家、飯後散步、森林裡有氧健走、遛狗陪狗散步、大步走、抬腿走、爬樓梯、隨便走走、逛街走五公里……各種走，越是勤快，瘦得也越快。

健康的身體或者是生活習慣病，都是慢慢養出來的，我們養生不養病，在代謝症候群的時候趕快踩剎車，放下雞排，回頭是岸，立馬晉升爲健康勝利組裡的一員。

03 活化副交感神經

現代人常見睡不好、時常頭痛、眩暈耳鳴、消化不好、反覆腹瀉或便祕，或遇到頑固型的皮膚問題。也有許多人工作無精打采、腰酸背痛無法根治，甚至心理上出現不安、憂鬱的感覺。

超過四、五十歲，身體不適的狀況更明顯，於是自己下判斷「唉呀，老囉老囉，老了就是會毛病一堆。」這句話有兩個盲點，第一，不是所有老年人都會生病。預防醫學的目標之一就是去提高大家的健康預期壽命（Disability Adjusted Life Expectancy，DALE，人類能維持良好日常生活功能的年限）。注重日常保養，健康衰老（Healthy aging）是有可能實現的。第二，毛病一堆又都無法根治，不能完全歸咎於老化。很多時候，疾病顯化出來的那個器官，其實是「受害者」，問題的根源其實不在它上面。

比方說，皮膚癢癢，不一定是皮膚的問題，中醫說肺主皮毛，皮膚出現異狀，跟整個呼吸、循環系統都有關係。頑固型的皮膚問題，就西醫來看，排除環境中的汙染物與刺激物，過敏、起疹子，查找病因還能從自律神經下手。

自律神經，掌管你身體的陰陽

自律神經分成交感與副交感兩個系統。簡單來說，你可以用以下兩組概念來理解它們。

◎**第一組**。偏陽性的交感，與踩油門、急急忙忙、緊張、積極、心跳加快、呼吸加快、血壓升高、肌肉緊繃準備應戰、釋放葡萄糖、減少消化工作有關。

◎**第二組**。偏陰性的副交感，則與踩剎車、從容不迫、放鬆、慢步調、心跳減緩、血管舒張、肌肉放鬆準備休息、停止釋放葡萄糖、促進消化與排泄廢物有關。

在講求效率、緊張繁忙的都市快節奏下，現在人所遇上的自律神經失調，大多屬於交感神經功能偏盛，只有極少一部分人是副交感過度活躍（稍微勞動就覺得累、軟肥慵懶嗜甜）。因此在恢復平衡上，活化副交感神經，是我們消除莫名頭痛、莫名失眠等種種「莫名病」的重點工作。要活化副交感神經，大原則「放鬆、愉悅、慢呼吸、改善血液流動」。這些都是副交感的啦啦隊。

恢復平衡，我最愛這樣放鬆

如果是我，具體會怎麼做呢？提供幾個我喜歡的方法，希望能給你一些靈感。

◎眼耳鼻舌身全方位感受世界

美麗柔和的光線、祥和優美的曲調、芬芳的氣味、溫暖的一杯熱茶、美味又充滿能量的佳餚，都能幫助我放鬆，並保持心情愉悅。

◎泡溫泉或足浴

交感神經居優勢的緊張時刻，肌肉處於備戰狀態，往往會變得比較結實，但久了就容易緊繃僵硬。想要得到全身性的立即放鬆，進到溫泉裡暢快地「呼～」一聲，是很有效的做法之一。因爲目的是放鬆，所以水溫不宜太燙。去感覺一下肌肉的狀態，如果有放鬆下來的感覺，那水溫就很剛好。

◎預先規劃，適度留白

人生的「快」、「忙」、「趕」時刻，以及各種突發狀況的應對，由交感神經負責。

但這樣的時刻我們已經太多，若條件許可，不妨提前規劃行程，減少疲於奔命的機會，令自己活得更從容自在一些。練習簡化、留白、慢一點，讓副交感有良好的運作條件，身心都會比較舒服。

◎拉筋伸展，恢復正位

老覺得腰酸背痛不能緩解的人，很可能就是交感太盛，肌肉無法放鬆。這時候來做一些不至於太過激烈的伸展操，使身體恢復正位、不駝背不歪斜，對自律神經的平衡也很有幫助。屬於舒緩性質的陰瑜伽，對提升副交感尤其有益。或者，你也可以練習本書教的貼牆站立（第一九八頁）或嬰兒趴（第二〇四頁）。

◎靜心靜坐，歸零放空

西藏人並非天生老神在在，而是我們幾乎每天都會靜坐靜心，可能一邊持咒，也可能全然放空、專注調節呼吸，有的時候會做一些增強幸福感的觀想。放慢呼吸、調節腦波、優化全身循環，大約是在做這樣的事。能眞正靜下來，自律神經也會逐漸回歸穩定。

掌握放鬆、愉悅的大原則，活化副交感非難事，只要有心，你一定能找到適合自己的方法。

04 簡化選擇

我覺得現在的百貨公司應該稱爲萬貨公司。只是琳瑯滿目的選擇變多了，人眞的有比較快樂嗎？想買雙鞋，就有上千雙鞋對著你喊「選我選我」。想買個包，光搞懂名稱就不簡單，托特包、水桶包、水餃包、柏金包、波士頓包、劍橋包、曼谷包、霹靂包、媽媽包、郵差包……還好有一種包叫醫生包，我拿那個就可以了。

讓人傷透腦筋的還有那些相當複雜的折價方式，振興三倍券加碼花三千再送一千點，周年慶滿五千送三百、信用卡分期回饋、會員點數里程兌換、好禮滿額贈、促銷 Coupon 券、加 Line 好友送××。我開始懷念家鄉香格里拉那些小小的店鋪、樸實無華的銷售方式。回想剛到台灣的時候，花俏的電信方案、綁約也讓我覺得很驚訝，怎麼可以搞這麼複雜，就算來台灣二十年了，至今我仍沒弄懂究竟有沒有辦到最划算的方案。

人生好難。從前是因爲沒得選，而現在，是選擇太多！

極大化者與滿足者，誰更快樂？

學者爲現代這樣複雜的狀況，定義出兩種人，一種人是「極大化者（Maximizer）」，這種人偏好蒐集大量資訊、深信貨比三家不吃虧、用盡全力只爲找出符合最大利益的組合。比方說特別重視CP值的處女座、公司採購人員、會計師，有很多都屬於這樣的極大化者。

另一種是「滿足者（Satisficer）」。他們很清楚自己要什麼，向來毫不猶豫爽快地接受「夠好」，而不執著於「最好」。後者往往能省下很多精力與時間，甚至是金錢。我們家鄉有很多老是笑咪咪的老人家，都是這種特別容易就滿足的滿足者。

心理學家對典型的滿足者與極大化者做了測驗，結果發現「相較於滿足者，就算極大化者擁有比滿足者更好的物品，但對物品的滿意度、生活的快樂程度都比較低，而後悔、憂鬱的評分卻比較高。」這與一些已開發國家的社會發展狀況吻合，美國人研究發現，隨著國內生產毛額倍增、能買到的東西更好又更多，但自評「非常快樂的人」卻減少五％，反而罹患憂鬱症的人比從前任何一個時期都還要多。

你經常對自己的決定感到後悔，還是總爲自己的選擇感到驕傲？懂得欣賞、愛惜自己所擁有的一切，這樣的滿足者，似乎更容易享受到快樂。逼著自己每次都要找出「最好」，這樣的人生，還眞累啊！以前辦手機，最重要就是打回老家跟我媽聊天能通，或是醫院打來找人不會沒訊號，那就可以了。至於有沒有最划算，反正永遠都會出現看起來更划算的方案，只要通話費不要貴得離譜，差不多就ＯＫ了。我想我就是再會算，大概也算不贏電信公司。

你是哪一族？別是不滿族就好

位於喜馬拉雅山東段南坡的不丹，曾被公認爲「全世界最快樂的國家」。山上可取得的物質有限，快樂卻是無窮的。從前我在尼泊爾求學時，最期待每個星期學校發零用錢，這零用錢，足夠我去鎭上吃一碗熱湯麵。那時，覺得湯麵好好吃、特別美味。其實不過就是再陽春不過的陽春麵而已，沒什麼配料。

現在在台灣想吃湯麵，選擇太多啦！光是日本拉麵，味噌、豚骨、醬油、鹽味……還有一堆創意口味，好不容易選好了，但好奇怪啊，吃起來卻沒從前那麼香、那麼開心。老覺得隔壁桌那碗看起來又更厲害。

當資訊爆炸、選擇超載時，我們的原始腦（情緒腦）會開始工作，產生壓力反應，幫助你做出「戰或逃（Fight-or-flight Response）」的決定。但當人的壓力反應出現太頻繁或持續時間太長時，自律神經失調的魔鬼就在暗處伺機而動。不過不用太擔心啦！別忘了我們還有「理性腦」，有學習力、有覺察力的就是它。理性腦能送給情緒腦一個安撫奶嘴，一邊說沒事喔、用不著擔心，就讓它乖乖。

透過學者們的研究成果，現在我們能讓理性腦有計畫、有效地令自己快樂起來！怎麼做呢？面對日常生活中成千上萬種選擇，你可以：

◉爽快地接受夠好。

◉不用去羨慕別人碗裡的排骨比較大塊。

老話一句「知足常樂」，不計較不比較，你就是全世界最快樂的人！

05 精神益生菌

誰的手機裡沒有幾個群組？工作的群、家族的群、約吃飯的群、同好的群、團購的群，你每天花多長時間在照顧、回應這些群組？加一加恐怕一、兩個小時跑不掉吧！

不過，來自身體裡的群，對你的聲聲呼喚，你是否常常「已讀不回」，甚至「不讀不回」。什麼，身體裡居然也有群組？有的有的，而且還淘氣的很，它們是住在你腸道裡的微生物群，也就是人稱的腸道菌叢。

內外都和諧，才是真健康

在我看來，人是否處於眞正的完整健康狀態，取決於「和諧」。這和諧包含了外部和諧與內部和諧。外頭你有良好的人際關係，對於保護大腦、預防早衰是特別好。若外部衝突不斷、動不動開戰，外部壓力咄咄逼人，交感神經嗨得不得了，那人，又怎麼可能健康？利他利他，常常從利他的角度來考慮事情，別只想到自己，以集體最大利益來考量，取得外部和諧非難事。

至於內部和諧，你跟你肚子裡的群組，必須有良好的互動。這不只關乎你每天大便是否舒服暢快，若願意跟腸道裡微生物群好好互動，還有四大好處。

第一，你的免疫力會更健全。人體約有七成免疫細胞在腸道生成、聚集。腸道像是一個練兵場，細胞們會在此接受特訓，學習分辨敵我。學成之後，它們就會出動巡守全身，擊退入侵人體的細菌與病毒。

第二，你的身體會更強壯。人最怕就是虛不受補，再多營養吃進去都無法確實吸收，那麼，就算吃很多也不容易得到滿足。能跟腸道裡的微生物群合作無間，你就不怕遇到這樣子的問題。食物的能量，能更順利地轉換為你的力量。

第三，不靠修圖不靠手機，你將自備無敵美肌。想要臉上有光不暗沉，少生氣少製毒，才不怕變成小花臉。而想要皮膚平滑細緻沒有一些奇奇怪怪的小顆粒，那你的腸道花園就必須得好好整理。腸道壞菌多髒東西多，在皮膚上顯化出來就是顆粒、粉刺、痘痘這些。腸道如何，看臉就知道。

第四，你整個人的情緒會變得比較穩定，心情比較好。這一點，也是近年來很受矚目的研究焦點。

第二心臟在腳，第二大腦在腸

腸道有人類「第二大腦」之稱，它擁有僅次於大腦的神經細胞數量。而腸道內的某些微生物群，就如同你的朋友和家族群裡的某人一樣，也能影響到你的心情與荷爾蒙分泌。

近年來科學家對於精神益生菌有許多探討。如一支名爲PS128的快樂益生菌，能促進多巴胺（Dopamine）和血清素分泌，進而降低壓力反應與解除緊張警報。研究中本來很鬱卒厭世的小鼠，在得到這種益生菌後，整個人生，喔不，應該說是整個鼠生都不一樣了。不僅變得很會游泳，膽子大了還敢在開放空間跑來跑去，比從前更勇於冒險。誰又能想到呢？眼睛看不到，藏在腸道裡那些小小的微生物群，居然能讓怯生生的宅鼠，立馬升級爲超級帥鼠。

用益生菌幫大家升級健康無疑是個好方向。就連我的診所，也有開發益生菌補充品，對我來說在預防疾病上，這比許多藥物好用多了。想讓你的幸福人生超展開，不光顧好手機裡的群，你身體裡的微生物群，也很需要你的關注。

怎樣關注呢？給好菌他們愛吃的東西最快。

投其所好，用好料壯大好菌家族

好方法我總不厭其煩一再講。一樣用「以植物性飲食爲主的飲食法」這招。這招眞是太好用了，不但降低能碳足跡，還能讓你的腸道好菌頭好壯壯。

醫學期刊《Gut》刊載了一項大型研究。比較了六十五至七十九歲的六百名長者的飲食與健康狀況。其中一組吃的偏向地中海飲食，蔬果、堅果、豆類、橄欖油和魚的比重高，但紅肉與飽和脂肪很少攝取。另一組維持普通人的吃法。這裡普通人是指飲食不講究，貪愛高糖飲食、只吃單一油脂、大量吃肉不吃菜，對於色素、香料、化合加工物毫不閃避的人。研究結果出爐，地中海飲食組透過優化腸道微生物群，他們身體發炎的狀況較少，而腸癌、胰島素阻抗（分泌過多）、脂肪肝、細胞損傷、頭腦不好使等問題，也大多與他們無關。換句話說，腸道顧好，還能讓人離失智、離阿茲海默都比較遠。

地中海飲食爲一種大量攝取植物性食材的飲食法，你用五顏六色的繽紛蔬果，去餵養你腸道中的好菌，顧好這個群，你的心情就會像彩虹一樣美麗。因爲以後你絕對可以省下很多跑醫院的時間。許一個「不吃藥只吃好料」的將來，腸道內的微生物群能幫你達成願望。

爲了腸道好，三多三少簡單記

◉蔬果多

◉全穀根莖類多

◉好油多

◉少紅肉

◉少加工食品

◉少精製糖

建議有心血管疾病、糖尿病、癌症、慢性發炎、失智隱患的人，也請及早開始採取這種以植物性飲食爲主的飲食法，扭轉乾坤，趁還健康、還能自己決定要吃什麼時，幫自己多累積一些生存紅利。

06 去脂肪肝

某天半夜，有一個阿伯在醫院病房裡偷偷喝酒，被查房的年輕護理師撞見。護理師苦口婆心勸他：「怎麼可以熬夜喝酒，小心肝！」不料喝茫的阿伯喜孜孜回答：「好喔，小寶貝。」這是一則人家傳給我的網路笑話，講給你笑一笑。養肝講究的是疏肝理氣，若情志不暢，人易爲鬱怒所傷。常保赤子之心、好奇心與幽默感，可遠離災禍病痛。

護肝要注意，別扼殺再生力

肝的再生能力非常強大！它是我們身上唯一一個受傷後，還能長回原本大小的神奇器官。再生力強意味著它對抗衰老的能力也很強。比起二十多歲就開始老化的皮膚、肺臟，三十多歲開始流失速度大於生成速度的肌肉和骨骼，以及四十歲能力效率開始變差的眼睛與心臟，肝能撐到七十歲，才開始走下坡。這是人體衰老的平均表定時間。但如果失養、自己糟蹋身體，熬夜、酗酒、毒素不忌口，就算再生力最強的肝，也會提早退休，你與生俱來的內建排毒系統將大受打擊。像是清運血液裡的老舊廢物、細菌和毒素這類的排毒工作，肝都不會再幫你做。

西醫口中的肝，通常單純指肝臟這個器官，而東方醫學看得更廣，藏醫、中醫若提到肝，更多時候是指那個令全身氣機循環、疏通、暢達的系統。以爲肝只是你身體裡那個耐操不多話的老實清潔工嗎？沒那麼簡單，肝其實它更像是一個統帥，它對你的眼睛、你的血，甚至是腎臟、胰腺與膽囊的運作，都有決策權，古醫書用「將軍之官」來形容肝的重要地位。在十大癌症死亡率排行榜上，肝和肝內膽管癌高居第二，而在國人十大死因中，慢性肝病及肝硬化則排名第十。我們身體裡這個大將軍實在是太重要啦！萬一大將軍不幸陣亡、肝嚴重衰竭，人也將活不了太長時間。

掌握可逆期，再當一回好人

全台每兩名上班族中，就有一人擁有脂肪肝。很多人都有好像就不用緊張，再加上初期又幾乎沒有任何不適感，常令人缺乏改善動機。健康檢查後，醫生說，「你有脂肪肝，要注意。」大多數人頂多「喔！」一聲，就繼續心寬、放任體胖，這樣很「母湯」。小心肝、小心肝，特別要小心的就是脂肪肝。因爲脂肪肝能繼續發展爲肝炎，長期發炎之後就是肝纖維化、肝硬化，最終癌變成肝癌。要說急性傳染病、天災意外，人躲不了還情有可原，但像脂肪肝到肝癌這種緩慢的進程你都阻止不了的話，那就說不過去了。

脂肪肝依嚴重程度又可再細分爲三階段，「輕度脂肪肝」肝臟脂肪量五～十％、「中度脂肪肝」十～十五％、「重度脂肪肝」肝臟脂肪量大於三〇％。輕度、中度要逆轉還算容易，但等到纖維化、硬化時，即便肝細胞再生力超強，也無用武之地。病程發展到肝硬化時，只能勉力維持、控制病情不再繼續惡化成肝癌，這時才想要逆轉，已經相當困難。

改變命運，肝好精神爽

需注意脂肪肝不是胖的人才會有，熬夜喝酒的瘦子，或是生活壓力大的瘦子，也很多有脂肪肝的。請在可逆期，趁早調整生活作息、適應壓力、排遣壓力，重新擁有一副健康清新的肝臟，整個人生都會很不一樣。

以下提供五個保肝建議。

◎均衡調節情志

盡量去做一些讓自己心情變美麗的事情，到山上呼吸新鮮空氣尤佳。過猶不及，不足的是悶在家裡抑鬱無聊，太超過的是與人起爭執怒火衝天，太多或太少都應避免。此外，還可以透過做一些利益他人的事，一方面讓自己快樂，一方面令身心靈重新取得平衡。

◎關注消化吸收

這點分爲幾個層次，買的時候請多選擇一些綠色蔬菜，掌握菜多肉少魚更好的原則。煮跟吃的時候保持心情愉悅、感謝，多咀嚼少說話，以助消化液分泌。避免吃太晚，或吃的量太多、吃下肚化合成分太複雜。

◎照顧血液品質

生活習慣上，避免熬夜、飲酒過量、持續性的壓力和營養不均衡。醫療科技上，可選擇血液淨化、施打保肝排毒點滴等相關療程，有效改善高血脂與循環不佳的問題，減少中風發生機率、促進肝細胞增殖再生。

◎謹慎使用藥物

大原則不濫用營養補充品與來歷不明的藥物、藥草，避免重複用藥。至於乙醯胺酚（Acetaminophen）——普拿疼中的止痛成分，已被證實服用過量將造成肝臟損傷，使用上需特別注意。

◎經常紓解壓力

不只喝酒熬夜太超過會養出脂肪肝，壓力太大、持續時間太長也會！人若長期被生活壓力、工作壓力壓得喘不過氣來，在血液裡的過量壓力荷爾蒙皮質醇能引發全身性的發炎反應，這對養肝來說，也是相當不利。而對於肝功能已經不好的人來說，尤其C肝患者，當壓力排山倒海而來時，很多人還會出現惡化加劇的情形。

說到看不見的隱形殺手，我覺得新冠病毒還沒有持續性的高壓來得恐怖。不一定是上班族、自己當老闆的才有壓力，與家人相處不合拍的壓力經常被忽略，婆媳問題、夫妻不睦、青少年叛逆期這些，都可能爲人帶來巨大的心理壓力，一樣要很小心。

07 無條件去愛的勇氣

水能載舟、亦能覆舟，而「愛」，也是一樣。愛讓人變得更健康、更幸福？還是使人受苦、憑空生出煩惱一堆？取決於「愛」精純度，它是否夠純粹。摻了雜質的愛，想用它來映射出幸福，無疑是困難重重，很容易就成了變調的幸福。這些雜質是什麼呢？是一些條件，與不切實際的期待。現在很多關係，都是建立在有條件的愛上面。「如果你愛我，你就幫我做××。」「你如果做到××，才是值得我愛的人。」一段純淨無染的愛，是不含任何雜質、任何條件的。比方說你愛你們家的狗狗貓貓，讓他吃好用好玩好，給他挑的SPA方案甚至比自己上髮廊弄個頭還貴。面對可愛的毛小孩，飼主們的付出，純粹出於關愛，而非期待寵物將來能上街頭賣藝，所以才願意對他們好，完全不是這樣子。

真實不虛，保存期限超過一萬年

另一個無條件的愛，則是母愛。我們西藏人跟媽媽的關係特別親密，樸實無華的母愛，無需高調地到處展示給人看，也不用反覆確認，它是那麼純粹，因此總能發出最大的支撐力量。在我人生每個階段，無不受到母愛的護持，我覺得相當幸運。雖然爲了求學，有很長一段時間離家很遠，但母愛的支持力量，完全不受距離影響。正因爲被無條件愛過，所以如今，我也很知道怎樣去無條件愛人，身邊的人，甚至是陌生人。

無條件的愛，它是超越距離、永恆不滅的。而有條件的愛，就像一瓶油裡有許多雜質，剛開始還能用，但放不了多久，就會開始變質，食之有油耗味、棄之也不可惜。然後，你又得重新去找一瓶新油。與其尋尋覓覓，不如來恢復愛人的能力。捨棄雜七雜八的條件，去愛身邊的人，漸漸擴展到不認識的陌生人，最後是敵人。能做到最後一步，你就會發現世界上根本沒有敵人這種人。

眞誠、純淨的愛，它擁有最純淨、最強大的力量，能推動良善的事物、往良善的方向發展，並得到最終良善的結果。期待回報的愛，它只是一紙互惠合約，當期待不被滿足時，這個合約就失效了。只有眞正純粹的愛，它不會失效，也沒有保存期限的問題。若能享有純粹的愛、發出純粹的愛，你還能很輕鬆地維持身心靈的健康平衡。相反的，如果人常常爲了期待不被滿足、感到孤單不被愛，而出現種種壓力反應，身體就會分泌出死亡荷爾蒙，長期下來攪亂你的再生、免疫功能，健康報告上的數字，絕對都是紅字一堆。

真愛恆久遠，一顆永流傳

請從今日開始，來練習無條件利他、修習慈悲喜捨，捨棄有條件的愛，把愛精煉成不含雜質的鑽石，它就是能助你切割掉一切煩惱的金剛石。而這金剛石，還能幫你切掉許多引發疾病的危險因子。

◉當我擁有這顆金剛石，我看別人成功，我不會心生嫉妒，我會去欣賞去感謝他對群體所做出的良好貢獻。

◉當我擁有這顆金剛石，我不會惶惶不安，所有付出都不怕被辜負，因為我只需要管好自己在關係裡是否有貢獻，而不必像糾察隊一樣，去檢查他人做得好或不好。

◉當我擁有這顆金剛石，我每天醒來的時候，我都可以決定要愉快地度過這一天。我把陌生人都當成自己人一樣來照顧，不用去分你的我的，這樣的人生，非常輕鬆愉快。

當你擁有這顆金剛石的時候，你會擁有怎樣一個嶄新的人生呢？我敢說絕對比現在的狀況還要更好。擁有這顆金剛石的喜悅，請務必親自體驗看看。

08 減毒新生活

人體內建精密的排毒系統，主要由肝、腎、肺與皮膚攜手合作，幫忙把人體不需要的，給代謝出去。反過來想，那如果更早先一步避開毒，那臟器們是否就能輕鬆許多？答案是肯定的。先避毒、減毒，避不開、減不了的再來排毒，養生順序應該是這個樣子。比方說不讓肝太累、勤洗手避免A肝病毒被吃下肚、吃農藥少的當令蔬菜、避開過度加工的食品，或者是利用多樣化的食材來源選擇，分散毒素累積風險。預防的觀念就是你前頭該做的做、能做的做，後頭就可以省事很多。

開啟心導航，靠智慧趨吉避凶

在漢文化中，農曆五月有「毒月」之稱，毒月又有九個最毒的日子，而其中端午，即爲「九毒日」之首。此時，喝雄黃酒、插艾草，驅趕瘟疫與毒蟲，成了全民運動，這股積極抗毒的拚勁，大概跟之前新冠肺炎流行時，大家忙著消毒殺菌差不多。不過我總覺得從前人好命、從前人簡單，只要記得在毒月驅蟲避邪，就能很好地捍衛健康。而現代生活不容易，女孩子年紀輕輕就來月經、大家過敏的情況越來越普遍、許多人有難受孕的困擾……。更別提癌症與免疫系統的紊亂，環境的毒、人自己製造出來的毒，那是比從前多了好幾倍，影響層面更廣，也更複雜。

所幸，我們可以來開啟心的「智慧導航」，讓智慧之心帶領我們避開毒物、趨吉避凶。分享以下三個觀點，邀請你跟我一同過上減毒新生活。

◎前方有環境荷爾蒙，請小心

環境荷爾蒙，也叫「內分泌干擾物」（Endocrine Disrupting Chemicals，簡稱EDCs），泛指一切破壞人體荷爾蒙正常分泌的化學物質。在我們身邊，目前已知有超過三百種化學物質被歐盟列為環境荷爾蒙。怎樣能避開？相信很多人已經在做了。少用塑膠袋、減少熱食以塑膠袋或紙餐盒打包的機會、避用不耐熱器皿盛裝加熱食物、自備不鏽鋼或陶瓷隨行杯、摸完感熱紙後先洗手再拿東西吃。像我自己，就特別不愛塑膠製品與瓶裝飲料，我會盡量用自己的陶瓷杯，並以其他材質的生活用品代替塑化製品。

預防生殖力降低、性早熟、攝護腺癌、乳癌及其他因內分泌失調而引發的疾病，最根本的辦法就是去降低體內EDCs的濃度。除了減少接觸環境荷爾蒙之外，你去運動流汗，即能排除皮下脂溶性重金屬，記得喝水每日三千毫升加強代謝。像是環境荷爾蒙中的雙酚 A，它在人體內的半衰期只有六到十小時，水喝夠、排毒功能正常，基本上都能代謝出去。

◎任何東西超過了，就是毒

塑化劑、雙酚 A、農藥這些，大部分人都能理解到它們的危險性。但營養補充品、維他命、藥物、各種食材，甚至是水，也都具有危險性。要是過量，就算它是保健聖品、它是再貴的好東西，也能一秒變殺手。

人吃了身體不需要的，又超過太多，那就是毒了。比方說西瓜很好，但你不節制地吃，就太涼、要拉肚子了。比方說喝水很好，但你一天喝上五、六千毫升，那也是危險。還有很多人孝順，買補品孝敬長輩，記得看一下食用劑量，像是脂溶性的維生素 A，吃過量不易排掉會累積在體內，輕則掉髮，重則傷肝傷骨骼。太多，就算是好意，也會好心做錯事。

阿公阿嬤別再老叫人多吃，現在流行「減法」，不合自己的，不吃才是保身保命之道。除了吃，運動、伸展也一樣，要持中庸之道、要求平衡、要適合自己。很多時候，不是你去「多」做什麼就好，懂得不做多餘的事才是聰明人。

◎別當毒素製造機，要清心

說到毒，通常人習慣眼光看外面，覺得什麼黃麴毒素、重金屬、空氣汙染都是別人弄出來的，自己是受害者。但其實，很有可能我們自己製造了毒，卻不自知。自己既是受害者，也是製造者。這裡我說的毒，是比環境荷爾蒙更難解的「舌毒」。

八卦閒聊中無意間當了正義魔人，批評了別人。或是以爲自己更厲害、更高尚，而輕視地嘲笑了對方。一句看衰他人的話語、幾句自暴自棄、自怨自艾的喪氣話，出口成毒，影響力肯定是有的、反噬力量絕對讓人不好受。還好現在我們開啟了「智慧導航」模式，與智慧同行，不僅僅能避毒、離毒，使自己體內毒素的累積不超過安全限值。與智慧同行，心能靜、能清，便知道「良言一句三冬暖，惡語傷人六月寒」，話多不如話少，話少，又不如話好。

把避毒、減毒、不製毒的觀念，內化成自己的好習慣，不只無毒一身輕，就連心情，也會變得更加輕盈。

09 無二無別

不知道大家有沒有看護過病人？人身體不舒服時，感知也會跟著改變。比較嚴重的，還會是非顛倒，脾氣特別差，什麼都看不慣，連醫生他都敢指著鼻子罵。新手照顧者遇上病人講那些有的沒的，既然是與事實不合的胡言亂語，千萬別往心裡去，否則就太委屈了，照顧到後來連自己都會生病。

那，如果自己健康狀態不理想呢？感知一樣很容易「出錯」。你所以爲的事實，很有可能都不是眞的。身心抱恙，宛如戴上一副有色或有裂痕的眼鏡，看出去的世界不是偏藍、偏黃，就是扭曲、變形。

紛爭、歧見、種種無解的困境，很多都是因爲抱著自以爲的事實，覺得自己對人家錯，而和別人吵起來，覺得不被尊重、不被理解，有時，還會感到孤單。遇到這樣子的情形，我建議先不要急著去抱怨、去拚輸贏、爭對錯。反而能藉由這個機會，來檢查自己身心靈的狀態，趕快恢復健康，才是要緊事。

氣脈明點都正常，認知無偏差

東方醫學很早就注意到了「氣」的存在，認爲調氣、順氣、平心靜氣，有助於維持健康。氣的特質是移動，空氣是一種氣，人的呼吸也是一種氣。西藏醫師認爲，所有一切都蘊含著氣，沒有氣就沒有生機。

藏醫藥學更進一步說明，人除了「氣」，還有「脈」跟「明點」。脈用西醫的講法，類似神經系統，它主管人的感知與認知。人體內有三種幸福荷爾蒙，血清素（Serotonin）、多巴胺（Dopamine）和催產素（Oxytocin），它們在神經傳遞訊息上，扮演著重要的角色。有了它們，你的快樂會大於憂鬱，精神安定、情緒起伏不會太大，晚上睡得好。你抱持樂觀態度，還是悲觀地看待世界，跟你的脈、神經傳導、荷爾蒙有關。

「明點」又是什麼?它是生命能量的精華。如果你擁有健康的氣與脈，你就會有一顆開放的心，能順利地去感受和傳遞愛、幽默、愉快、寧靜與慈悲，並感受到神清氣爽與精神振奮。而這些，都與明點的作用有關。

以上這些良好的感覺，是你應得的。回歸本來狀態，明點，原本即是充滿愛的。你愛所有人，而這個人，也包含你自己。無條件、不求回報地純粹且美好。氣、脈、明點，一切安好，人在健康狀態下去理解世界，才能「看見」眞相。如果雙方都是健康的，基本上就會很合拍，站在同樣的理解基礎上，還能合作創造出美好的事物。所以我剛才說，先別急著吵，恢復健康後，你就會明白，根本沒必要吵。

健康抱恙、疾病顯化出來，意思是人失去和諧和平衡。自己的身心靈相對立、內在的地水火風空五元素不協調。也可能是跟外在環境的失和，生物鐘紊亂，與自然不能好好相處，本來能從中獲取能量的，卻變成索求無度，去破壞了大自然。破解對立、找回和諧，很簡單，想辦法「合一」就對了。合而爲一，能解決很多麻煩。

擦掉界線百病消，合十手印

教大家一個無敵「合十手印（Namaste）」（圖1）。有學瑜伽的人很可能聽過老師跟你說「Namaste」，原意是「我向你心中的神問好」。能夠尊重人到這種程度，基本上的確是「無敵」了。常常合十，你會發現，世界上根本就沒有敵人這種人。敵人、敵對，皆因誤解而生，沒有存在的必要。

我們五根手指頭，分別代表地水火風空五元素。不健康，意味你體內的元素有的太多，有的太少，透過這個手印，你可以讓它們恢復理想水平。請將手掌貼在一起，十指相觸，高度約在胸前，心臟的位置。任何時候都可以做，做的時間多長，沒有特殊限制。這是一個象徵無二無別的手印。對於去除錯誤的見解、去除自我中心，非常有幫助。合十，除了統整五元素外，還統合內外、左右腦、陰與陽、宇宙智慧與個人意識、理性與感性、自信與謙卑、力量與柔軟……。當人不分你我，自私就沒有了，憎恨、攀比、恐懼、擔憂也一併消融。

於是，你重新開啟了智慧寶庫，帶著你的善良，去利他，並從中獲得無上的滿足與快樂。你所發出的一切善念，所做的一切善舉，最終也都回到了自己的身上。這就是宇宙對你的愛。

雙手合十，願你身心安好。

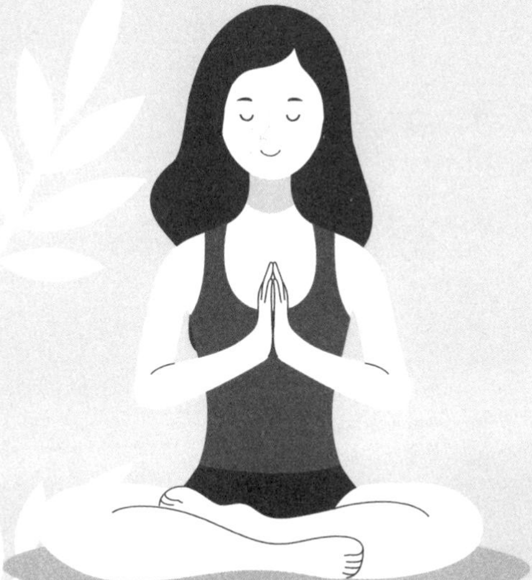

圖1　合十手印（Namaste）

10 簡單隨心有所不爲

人是群居的動物，只有極少數的人能眞正離群索居。長久發展下來，人在互助、和諧共處中取得生存優勢，因此不自覺會認爲人我「互助」、群體「和諧」是非常重要的，不用特別經過大腦去分析判斷，人在行爲上自動自發地會偏向去順從「互助」、「和諧」的要求，過著從眾的生活。但是，你的「心」，眞的願意這樣嗎？如果是助紂爲虐，那這個「助」還需要去助嗎？如果是烏合之眾，那去合他有意義嗎？因爲同事揪一揪，三更半夜還在那邊喝啤酒吃消夜、聚在一起抱怨工作，近朱者赤，近豬者豬。那種全隊都是豬隊友的隊伍，你還要參加嗎？

美國歌手 Lady Gaga 發現這樣好像有點怪怪的。然後，她決定重新做決定。「我領悟到拒絕不想做的事，構成了我的自我認同。（I realized that part of my identity is saying no to things I don't want to do.）」這很有趣，在心靈覺醒的過程中，剛開始，可以藉由說「不」，逐漸建構出自己的樣貌，從拒絕去做什麼、去認同什麼，而讓自我越來越清晰。用刪去法，把不適合的一一刪去，最後留下最重要的鑽石，即是我說的「簡單」。

你不想跟著一起抱怨誰、不想喝別人爲你滿上的酒、不想回應某人的訊息、不想看沒有營養的內容、不想說粗鄙粗暴的嚴詞、不想違背心中的正義、不想把時間浪費在你認爲沒有意義的事情上，不想去幫一個你還搞不清楚狀況的忙……請不用客氣，就把這些從你的人生中，一一刪除掉吧！

放棄，爲了那更值得的

放棄，不失爲一種健康的新選擇。你的良善和有限的時間，都要留給值得的人。

針對不同的狀況，你隨時可以把「互助」、「和諧」這兩張標籤剪掉。這兩張標籤又不是貼在你額頭上的符咒，何必處處受它們制約？還讓人以此向你勒索時間、精力與關注？預防成爲爛好人、工具人，或是從前人稱的「鄉愿」，可不好蒙著自己的心眼，稀哩糊塗混日子。世事無常，世間的人事物都是不斷在變動的，開啟內建智慧模式，用心去衡量，有所爲，有所不爲，即是我說的「隨心」。不要害怕你的拒絕去傷了和氣，眞正適合你的夥伴、伴侶，其實是不會強人所難的。你所拒絕掉的，是不屬於自己的麻煩，少了這許多的麻煩，你才更有本錢過上隨心自在的理想生活。

跟不屬於你的說「掰～」，簡化、再簡化。用心下判斷、去選擇、去相信。

運動處方，勇腳如兔跳跳跳

身處人世間，我常有一種人在動物園裡的錯覺。身邊有像樹懶那種肌力超強卻動作超級慢的人，也有像無尾熊那樣幾乎無時無刻都在睡覺的人。像獅子一樣浮誇脾氣差、像犛牛一樣溫順耐勞、像猴子一樣鬼靈精怪……什麼樣的人都有。

做人，要做得像自己，簡單隨心，有所為，也有所不為。但說到做運動，為了樂趣、為了能確實鍛煉到不同部位，花樣多一些，倒是無妨。最早開出運動處方箋的名醫華陀，統整創作出「五禽戲」，要人模仿虎、鹿、熊、猴、鳥等動物的姿態，多多活動，藉此去病利生。一整套打完，幾乎全身上下、五臟六腑都運動到了，周身血脈流通，自然就不易生病。有興趣、有時間的人，可以拜師去練練看。

每次鼓勵大家去運動，最常聽到的就是「我也知道要多動啊！但我哪有時間！」沒時間打完整套五禽戲，那至少抽空來練這招「跳跳跳」吧！要求不多，就一分鐘。請站起來練練大腿和平衡感，跳的時候觀想自己像兔子、像羚羊、像袋鼠一般輕盈矯健、腿腳有力，連續跳上一分鐘。經常練習，健康力就一點一滴存起來。

貼心小提醒：首先，鞋子要合適，穿夾腳拖就先別跳了。其次，膝蓋要盡量提高，每一下都要碰觸到手掌，強度才夠。再者，跳躍速度宜快不宜慢。最後，身體核心也要出點力，穩定中軸，避免左右搖晃的太過厲害。（上網搜尋「換季提升免疫力：跳跳跳」就能看到動態影片）

跳跳跳分解動作

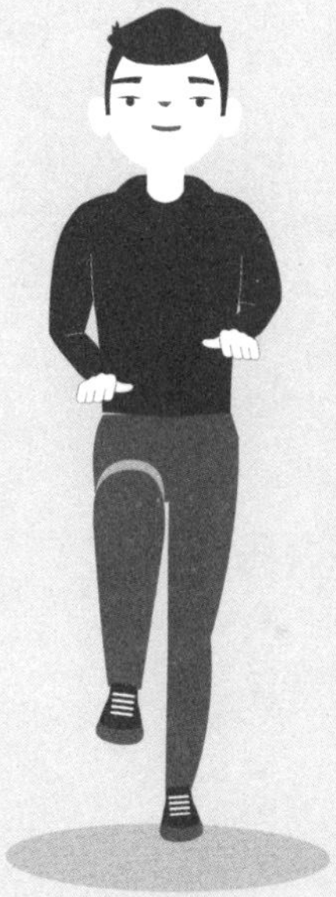

圖 2

雙手平舉、單膝上提碰觸同側手掌

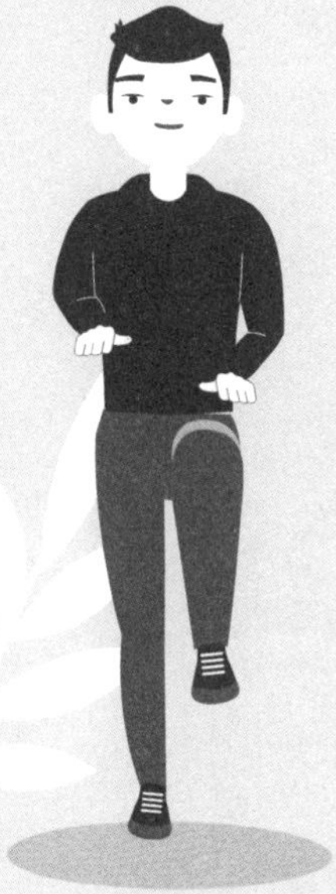

圖 3

快速來回換腳、原地跳躍，持續跳至少一分鐘

11 慢呼吸

呼吸，是一項調控「風」的藝術。與人體有關的地水火風四大元素，我們若能掌握得越到位，想要維持健康，就變得簡單許多！先來聊聊我的呼吸法。

品嘗空氣，感謝還能呼吸

我因爲是西藏人嘛，大家也知道高原上空氣是比較稀薄的，而人在「缺乏」時，往往更容易深刻體會到「擁有」的珍貴。任何氧氣都是大自然賜與的珍貴禮物，容不得絲毫揮霍。因此，我時常帶著感謝的心情呼吸。當心靜下來的時刻，我經常會去「品嘗」空氣。下雪時凜冽冰涼的空氣、春暖花開時芬芳馥郁的空氣、室內升起暖爐時夾雜奶茶香的空氣，各有各的美妙。

而有時候我將眼睛閉起來，悠哉緩慢的深呼吸，觀想紅血球將氧氣送往身體每個角落。學醫時念過解剖學，這樣的觀想，因而變得有趣許多。每個微循環都顧到了，不但全身感覺十分舒暢，這樣做之後，大腦也好像重新開機一樣，思慮清晰，還經常會有好點子。現在有很多設計師、藝術家、科研人員，在腸枯思竭時，都會去自己的祕密基地練習正念呼吸，去數、去覺察、去意識到風在身體裡一進一出，刷新身心靈，只需短短幾分鐘。

還有那些最頂尖的運動選手，他們也幾乎都是呼吸的大師，不管是吸氣吐氣還是閉氣，都特別厲害。看到這裡，不如來測試一下自己的肺活量如何？先大大吸飽一口氣，計時開始，測量自己能憋氣多久。超過三十秒就ＯＫ，狀態比較好的肺能輕鬆超過一分鐘，倘若低於十五秒，就要加強注意肺部疾患的問題。至於呼吸大師，他們的單位不是以秒計，而是用分鐘來算的。

訓練有素的潛水高手很會把氧氣壓縮進肺裡，如同鯨魚一般，吸一口能撐很久，目前水下憋氣最佳紀錄是二十四分鐘，不過這是在靜止的狀態下量測。若是邊活動邊憋氣，韓國濟州島的海女可是受聯合國教科文組織認證的佼佼者。這群被列爲非物質文化遺產的超強女性，就算到了六、七十歲水下憋氣還能超過兩分鐘，連我這個天生肺活量就比較大的西藏人，都自嘆弗如。

切換腦波，強化呼吸效率

爲什麼能憋那麼久？除了平常訓練有素外，專門破世界紀錄的潛水高手們在水下還能令自己進入一種愉悅安詳的靜心狀態，這跟我在靜坐時的狀態十分類似。我明顯能感覺到，在持咒與念經的時候，我呼吸的效率要比平時高出許多。因爲腦波切換的緣故，當人順利進入靜心狀態時，身體的各項消耗都是極少的，氧氣，當然也能省省地用。

你以爲煩惱、焦躁，或是對著人生氣沒什麼損失嗎？損失可大了！先不管你在這些情緒下所做出的錯誤決定讓自己蒙受多少實質上的損失。至少，你已經把氧氣給大把大把浪費掉了。喔對了，還有維他命C，人在巨大壓力下，維他命C消耗的也特別快。

減少不必要的浪費，節能樂活

想讓自己活得更輕鬆愉快？那就來減少不必要的浪費吧！如果你的存在，所需不多，那你肯定能活得比從前任何一個時刻，都來得自由輕鬆。如果能用吸進的空氣來點亮大腦、做一些有意義的事，那何苦把這些空氣白白浪費掉？減化需求、降低妄念與雜念的干擾，你吸進去的氧氣，將有更好的用處。

現在，就來感受一下，不浪費任何氧氣，好好呼吸的感覺，有多麼美好。

首先，找個舒服的地方坐好。慢慢地吸氣，盡量讓整個肺部、腹部如同氣球一般飽滿。接著，先憋一會，等到憋不住時，再用最慢的速度把它緩緩吐掉。

剛開始你專注在呼吸上就好。如此反覆練習幾次。要不要數次數都無所謂。如果你發現數息能幫助你專心，那麼數息也是個好方法。

接著再加入觀想。我經常觀想的是藥師佛、文殊菩薩、綠度母。你可以觀想與你最相應的神佛，或是一個你景仰尊敬的對象。也可以是一個令你感到舒服放鬆的場景，比方說屋久島的老杉與青苔森林、有彼得兔出沒的美麗湖區、峰峰相連到天邊的雪山群，這些都很好。

人體消耗最多氧氣的器官是腦，而利用觀想美麗的人事物來節約大腦的氧氣用量，是很高明的策略。創意工作者、呼吸大師、運動員、瑜伽士……還有你，都能成爲這個方法的受益人。

請經常做呼吸練習，直到深、靜、細、勻的呼吸，成爲你的日常。掌握了呼吸、掌握了風，你也能更好地掌握健康、掌握命運，甚至改變自己急躁不安的習性，變成更好的一個人。

風邪由此洩，風池穴

人身上三百六十多個穴位，其中跟「風」有關的，名稱都帶個風字，比方說風池、風府、風門、風市、翳風、秉風……這些都是調控風的調節點。其中我最愛用的就是「風池穴」。

風池定位：枕骨下方，胸鎖乳突肌與斜方肌上端間凹陷處取之。

風的性質輕揚易升散，容易侵襲人的上部。風邪上頭，人就會感到身體不適、頭疼頭脹、快要感冒的樣子。這時候不是趕緊去找藥來吃，西藥沒辦法「先吃起來放」、沒辦法幫人預防感冒，但，你的手指可以。

風池穴顧名思義，是風邪聚積的地方，風邪最容易從這裡侵入。我們用手指把風池疏通開來，用手指溫柔地和自己的身體對話。揉按、輕刮都可以，約略有酸脹感即可，以舒適耐受為宜。不是越痛越好。

面對風邪，我們是去疏通他、讓他離開，而不是與他為敵，死命把自己按到超痛飆淚，不用那麼殘忍。揉按輕刮完，會覺得頭不再脹脹的、偏頭痛舒緩、頭部有股溫熱暖活感，甚至連肩頸都鬆開。愛睏的人按按風池，還會有醒腦甦活的感覺。

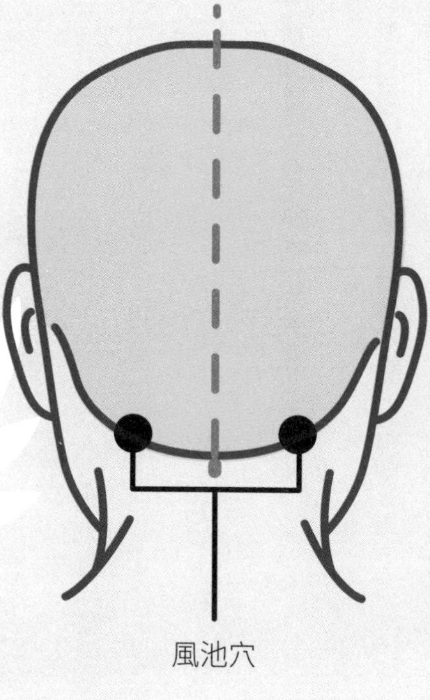

圖4　風池穴

12 逆增上緣

在台灣，心理諮商不像西方那麼普及，一般人心中若有什麼過不去的坎兒，第一時間不會想到可以去尋求專業諮商師意見，以釐清自心。於是很多的情緒，都炸在了餐廳與飯店裡。

把餐廳當憤怒屋，怒砸嚇壞大家

在一個下著雨的禮拜一，我去餐廳吃飯，店裡客人不太多，於是我就跟服務我這桌的阿弟仔多聊了幾句。小弟爆料前兩天有個奧客來店裡摔盤子，「啊！就那人一來就跑去坐在戶外座位，通常客人都在那抽菸，誰知道他是要在那吃飯。」沒有在第一時間被服務到的客人，咆哮「叫你們經裡出來」，等人都出來道歉了，他把錢往桌上一丟，撂下狠話「盤子我付」，然後就全砸了。其實想砸東西紓壓，有專門的憤怒屋、發洩屋，還能客製化，上那砸才是眞正過癮。

小弟說，像這樣十分戲劇化的魔王級別奧客，一陣子會出現一個，但老刁難人的普通奧客，則是天天都有。嫌餐點太貴、嫌出菜太慢、嫌可樂太甜、嫌冷氣太強、嫌牛排不熟、嫌蝦子太小……什麼都可以嫌。小弟感嘆，「每天要應付他們很累。如果每桌客人都像你這麼好就好了。」我算是很隨緣到有點傻氣的那種客人，有時候就算店家點錯菜，已經煮好了送上來，我怕倒掉浪費，通常都不會退回去。有時還想，要不是點錯，我還不知道這道菜那麼好吃呢，平常自己不會點，反而有點「因禍得福」的感覺。

看他一直抱怨奧客，我跟小弟說，不管人家從澳洲、澳門還是澳底來的，你若眞心把他們當奧客，那他們就的確只是會處處找你麻煩的人。「但其實你是幸運的，有這麼多『老師』在幫你精進服務技巧。在幫你訓練觀察人、觀察場面的功力。」我跟小弟說，全遇到像我這樣什麼都好的客人，一輩子別想進步了。

摘下面具，奧客的真實身分其實是……

精品業的服務人員、豪宅裡的私人大總管、日本溫泉飯店裡的細膩管家……都擁有很多達人級、令人嘆爲觀止的服務技巧。在把服務做到頂之前，他們肯定受過許多「奧客老師」的指導與教誨，經過常人難以理解與承受的歷練，才將自己精進爲服務業界裡的佼佼者。

奧客的眞實身分其實是精神導師，大魔王級別的奧客或許還有諮商師的功能，能幫你向內、找到自己的能耐、極限與天分，他們皆屬於「逆增上緣」的一種。奧客其實是天使一般的存在，只不過更戲劇化一點，或許是個會摔盤子的天使，也可能是那種很會碎碎念的天使。端看你需要怎樣的磨練與經歷，他們就會以你需要的方式，來到你身邊，來給你出考題。靜觀一切、接下挑戰，掌握升級心智的每個契機，你將演繹出超乎自己預料的精采生命。

管他順或逆，一切都是緣分

人生如戲，宇宙的善意經常以一種很戲劇化的方式來到你身邊。來到你身邊的，就是與你有緣的。而這個緣分呢，用二分法粗分，有一逆一順兩種。逆、順，皆是緣。於佛學脈絡中種種緣分可統稱爲「增上緣」。增上意思是來幫助你增長、向上的。新時代哲學家說明宇宙給人的一切，不管好的際遇還是壞的際遇，「一切都是最好的安排」，我認爲他們也是在講同樣的事情。

順的增上緣大家很容易理解，提攜你的前輩、教你很多功夫的師父，都是貴人。他們以「順」的方式幫你的幸福人生做加持，扮的是「白臉」。那逆的增上緣是怎麼回事呢？難道那些爛人也是來幫自己的？正是這樣沒錯！「逆增上緣」經常扮成爛人、壞人、敵人、討厭鬼、囉嗦鬼、無聊鬼，以一種不受歡迎的「黑臉」姿態出現，他還罵你、消遣你、算計你，壞事做盡，讓人誤以爲他們眞正壞透了。遇到「逆增上緣」的感覺通常很差、很悲傷，雖然人人都有很多逆的增上緣，但鮮少有人能發現這些是來幫助自己增加功力的。

沒有婆婆，就沒有碩士學位

我認識一個很有靈性的女孩子，她因爲不想參與夫家親戚每周末的家族聚會，不想跟著只是吃啊喝的，覺得這樣消磨時間很沒意義，於是去念了個碩士在職專班。花了一些時間，取得了學位。後來還因爲多了這個學位的關係，被老闆加薪。拿到學位第一時間，她就像拿到金馬獎一樣，說了一堆感謝的話，「我首先要感謝的就是我的婆婆，要是沒有她，我不會去念這個書。」這些當初令她覺得「很煩」的夫家親戚，以及她的婆婆，就是她的「逆增上緣」。

「逆增上緣」可以是人，也可以是狀況，譬如說你的健康狀況，膝蓋不舒服、檢查出來中度脂肪肝，這些看起來是「逆」的、「病」的狀況，它們也都是能幫助到你的一種緣分。怎麼幫？提醒你要改善生活習慣、身體姿勢、日常作息。

我知道有很多爸媽在教育小孩時會分工，一個扮黑臉、一個扮白臉，雖然對待孩子的方式有著天壤之別，但其實都是出於「關愛」。而宇宙派遣人們到你身邊時，也同樣是出於這樣的關愛，理解了，所有怨恨都能化爲感謝。好好認出你的逆增上緣，緣來不拒、緣走不送。你將活得更自在，因爲你知道，順、逆，都是緣！

13 堅持下去

不練都沒事，練了才知道什麼叫妄念紛飛。我常教人靜心靜坐，「坐不住啊！一靜下來，就想到有很多事還沒做。」「不修都沒事，一修心裡反而『眾聲喧嘩』。」「連數呼吸要一次數到十都很難，總被什麼芝麻綠豆事給打斷，又要重數。」……起先開始練功，很多人都會遇到同樣的問題。不修煉自心沒事，一修反而妄念一堆。這就好比平常沒運動的人，不去健身房都沒事，一做重量訓練隔天立馬「鐵腿」、「不舉」，手酸腳沉像是有千斤石頭壓著。我自己也是一樣，不讀書沒事，小時候自以爲無所不知，讀越多越發現自己無知。

不起眩瞑可不行，轉好別怕

有人不保養沒事，保養療程做下去，反而問題都跑出來，這在古代叫做「眩瞑反應」，西醫稱之爲「好轉反應」。所謂「不起眩瞑，症狀不癒」。當人體自癒力、再生力在發揮功力時，人經常會出現這類反應。這是好現象，不是惡化，不但不必擔心還要高興，因爲你的身體反應變得正常、變得更能及時回應。試想一間從未打掃過的房子，不掃沒事，一掃肯定灰塵都揚起來，一時間看上去反而更髒了。又或者一條無敵長的水溝，久沒下雨沒事，一下雨沖過，髒東西都被沖出來，味道可能還不太好聞。

修心也是同樣道理，一修下去，你是在做心的排毒，一些亂七八糟的腦電波釋放，造成妄念紛飛。不修心沒事，一修下去，靈敏度激增，你可能連嗅覺、聽覺、味覺都更敏銳了，自然也會有不同想法。有人又要說，「不修都沒事，那還修個屁，乾脆在家睡覺不就好？」非也非也，不修，只是暫時沒事，等到有事的時候，這事往往都很大條、很難處理了。就跟人身體的大病一樣，小病、沒病的時候好保養、好維修，大病不是沒有復原的可能，但比較花時間精力就是。所以，爲了預防心的失控失能，甚至暴走、難以感受到幸福，還是即早修煉比較好。

手酸腳沉、好轉反應、妄念紛飛、一堆灰塵揚起來、髒東西被沖刷出來……都只是暫時的、都只是過程，繼續堅持下去，你就會有強壯的美麗的肌肉線條、健康的充滿活力的身體、一顆不受執念蒙蔽的清淨心、一間乾淨舒適的房子、一條通常沒有臭味的暢通水溝。

妄念正念，傻傻要分清楚

怎樣知道自己的念想，是屬於妄念還是正念？簡單來說，那些為別人好的是正念、利他的心思是正念。而為一己之私所產生的種種貪求、抱怨、嫉妒、攀比、執著、覺得委屈、為自己不平這些，皆屬於妄念。靜坐時突然靈光乍現出現一個好的利他想法，那很好，趕快去做，千萬不要壓抑它。

那如果靜心的時候，越想越委屈、越傷心時該怎麼辦？清除妄念、留下好的念想、使自己心中時時充滿正念，最經典的一招，就是「調息」。調息，說白了就是有意識去呼吸。當妄念紛飛時，把注意力拉回呼吸上面。並觀想，你吸進的是自然間的清氣、呼出的是人體內的妄念、濁氣與病氣。一呼一吸間，就把乾淨的心跟妄想的心給分開了，一呼一吸間，哪座是山，哪座又只是山的倒影，你也清楚了。常練呼吸，等於在幫自己的心做保養、做淨化。

再分享一個小祕訣。因為要吸的是自然界的清氣，你去找一個空氣好的地方，對修煉幫助很大。雖然說修行老手到哪都可以修，但若有幾棵百年大樹、千年老樹加持，對靜心效果來說絕對是加分的。

14 按下暫停鍵

在診所我經常會遇到一些責任感很重，或是事業做很成功的強人，他們在商場上對商機很敏銳，而對待自己的身體，一樣敏感度很高。當身體出現異樣、有點小小的不舒服時，他們就會來找我研究解決之道，雖都還不到慢性疲勞的程度，但離積勞成疾不過幾步之遙。

衡量基準，能不能睡飽？

蠟燭多頭燒的疲憊感，相信家事公事天下事、事事都關心的人肯定不陌生。在家料理家務時心繫工作，想起該給某個客戶打電話，而在公司的時候，心裡又牽掛孩子，一邊敲著鍵盤，一邊盤算著待會下班要去幫家人補貨。如果樣樣事情都做得來，而且還能處理得很開心，那基本上沒什麼問題。生命力特別旺盛的人，總是能為這個世界做出很多很好的貢獻。

但如果怎樣睡都睡不飽，春困秋乏，夏天懶洋洋、冬天總抱著棉被不肯起床。倦怠、疲累、容易不耐煩，覺得事雜心煩，常爲小事上火，甚至遷怒別人，那，就需要適時按下人生的暫停鍵。爲了自己不要演進爲慢性疲勞，也爲了他人不被颱風尾掃到，是時候，空下一段時間重整身心靈。你可以說「好了，好了，先這樣」然後放自己一個假。

這假可長可短，長到幾天、幾個月，甚至幾年，也能短到幾小時、幾分鐘，端看個人需要。只要能脫離慣常生活軌道、擺脫例行公事，並讓自己開心，就算是成功地「放假」了。

人的元神原是喜歡清靜的。當俗事太多、太亂、太紛雜時，就像是電腦系統垃圾太多、無用的外掛程式太多，都沒清，日積月累，搞得效能變差、變慢，甚至當機。想要預防人的當機狀況，很簡單，就像是讓電腦系統最佳化一樣，人腦需要的是去歸零、去放假！

都市逃玩，隨便你怎麼玩

假要怎樣放？這就看個人創意了。有人的靈魂求知慾特別旺盛，非要花幾年時間再去念個碩士，或者學一門技藝。也有人是脫離常軌的高手，給他半天時間，他就能玩出很多花樣。換新髮型、做岩盤浴、開車在北海岸飆風、蒐集探險路徑、給許久不見的老朋友一個驚喜、讀了一本有趣的小說、喝了一杯好咖啡、織了一個手提包，甚至玩起一人小三鐵，游泳、單車、慢跑通通來。都市逃玩，只要不礙到別人，想怎樣玩都可以。

從俗事中遁逃，去旅遊、享受美食都有重整身心靈的效果。但若學會靜心，那放一次假所需要的時間就可以更短了，三分鐘五分鐘，都夠你在無垠的宇宙中遨遊一回了。又或者趁著秋高氣爽，太陽好、風又涼，在戶外靜心、放空十分鐘，也很舒爽。在喧囂都市中討生活，最好能有自己的祕密基地，那是完全適合你的靜心點、能量點，像我，就不只擁有一個，我有好多個。不過既然是祕密基地嘛！我就不一一列給大家參考了。

澄其心，則神自清

經過或長或短的放假程序，心重拾澄淨，自然會再度感到神清氣爽，不僅心好用、腦聰明，連脾氣都變好了。至於身上那些看似難解的小毛病、不舒服，也都會完完全全消失。因為這些小症狀，都是跳出來提醒你「該放假了」的身體訊息。

若脫離慣常軌道，能讓人找回生命的韌性，偶爾任性一回又何妨？若累了，就停下來休息一下吧！不用趕不用急，人生的路，還很長呢！

15 玻璃心煉就金剛心

當人心浮現「遺棄感」這種妄念時，特別容易去用威脅、勒索的態度，跟身邊的人互動。遺棄感越重，反話說得越厲害「乾脆讓我去死一死好了。」「好啊，你們都去過你們的好日子，我就過我一個人的鳥日子，老死不用往來。」「通通拿回去，我才不希罕。」「都走開，不要理我。」話說得很有氣魄，但事實上，就是要人理他。

被遺棄感壟罩的人，要嘛很沉默，關機、關門，不接電話或是已讀不回。要嘛很凶、口不擇言，常說一些不眞實的、是非顚倒的話。不管是正面交鋒、迂迴巷戰，或是打經濟戰、冷戰，只要他們的心有所不安，就決定來戰。

無形的傳染病，得下心藥來醫

面對顯微鏡看得見的傳染病，由病原性微生物、小小的細菌病毒所引起的這些，大家都很有經驗，戴口罩、勤洗手、打疫苗……都能處理。而看不見的傳染病，比方說惡劣情緒上的渲染、威脅，所引起的頭痛、失眠、低落、慢性疲勞、腸胃不適、呼吸不順、肌肉緊繃甚至痙攣，很多人就不知道該怎麼辦。吃藥、打針只能緩解症狀，不如直接用心藥，讓它徹底根治。你其實骨子裡愛好和平、討厭人家鬼吼鬼叫，萬一非自願被迫拉進戰局時，該如何自處？以下三步驟，幫你保平安。

◎步驟一：先止火，不回應

跟著對罵互嗆、自己生起氣來，無疑往火上添油、往戰場上添兵，戰事拖越久，雙方損失越慘重。我們手掌攤開，無名指根部有一個止火點，你用大拇指按住，輕輕握起拳頭，雙手一起握。這個動作，像是幫你加了一個安全插銷，讓你不會像手榴彈一樣馬上爆炸。避免誤入對方虛妄的劇本中演鬧劇，適時把自己消音、離開現場，是權宜做法。

◎步驟二：轉化，樂於接受改變

如果你厭倦了人家用情緒威脅你、恐嚇你，厭煩了這樣的跳針，厭棄了爛劇本套路。那就別用舊的方式去回應。改用肯定句描述狀況，也可以開些小玩笑，最重要是對於即將出現的改變，你心裡是樂於接受的。「樂於接受改變」這點很關鍵，因爲是在避免重蹈覆轍，所以「改變」勢必會出現。你的樂觀態度，將預防你又一次陷入困境、走上回頭路。

你即將與更自信、勇氣充滿、具有獨立觀點與判斷的自我相遇，是不是很棒呢？轉化，將爲你迎來靈性進化揚升的契機。

◎步驟三：重寫劇本，你喜歡的劇本

「心如工畫師，能畫諸世間」人心內建擘劃未來的超能力，大家不要忘記用它，而這個能力，是越用越有力的。尤其當被妄想蒙蔽之人以各種惡毒的言語攻擊你、四處散播不實謠言，他能說十次，你能說一萬次！說什麼呢？當然不是找人訴苦、重複那些毀謗的話，而是說你喜歡的願景、你所願意它們都成眞的那些好事情。

以我們家鄉的人爲例，當西藏修行者遭遇惡意攻擊、挑釁，通常是不回應，不把精力浪費在澄清上面。因爲他們正在促成一些美好的事情，根本沒空去理會那些鳥事。一心不亂，將專注力全然灌注於自己的所願、所念、所想上面，自然不會被牽著鼻子走。毀譽不驚時，心的力量最強大。

先顧好自己，接著才照顧別人

「若都不理那些被妄念襲罩的人，豈不是很無情？」當你面對情緒勒索，還會厭煩、

生氣，請先重複以上三個步驟。當自己身心靈平衡時，你的所作所爲所念所講才能眞正發揮益處。就如同你坐飛機看到的安全影片，一定都是叫大家先戴好自己的氧氣罩，才去幫其他人戴氧氣罩。因爲這樣全體勝算最大、最安全。

將自己的玻璃心煉爲金剛心後，即可從當事人晉升爲輔導員，爲人拔除痛苦與恐懼。簡單說一下專業輔導員的ＳＯＰ。採取聆聽態度、展現同理心、慈悲心。對於抱怨者所闡述的表示聽到了，但不是去肯定它。換位思考，等抱怨者情緒緩和能理性溝通時，再進行疏導。

先靜好自己的心，才能有效引導他人靜心。先靜好自己的心，你所做的無畏布施，即是治癒不安的最佳心藥。

16 循環不塞車

不生病好命人的養成，有五大系統要顧好，分別是循環、代謝、免疫、神經與內分泌。我把循環排在第一，因爲它是其他系統的基礎。無論你是要保養還是要治病，循環很差，那不管做什麼，效果都有限。

氣血哥倆好，片刻不相離

把人體想成是一座城市，循環相當於交通系統，你今天要送魚送菜送各種營養，還是要送藥送水送救命仙丹到人家家裡去，萬一塞在了高速公路上，卡在了巷子裡，在馬路上頻頻與人擦撞，那可是會誤事的。要是像之前連假，國五狂塞三十二小時日夜都不通暢，連心情都會大受影響，鬱悶啊！生氣啊！無奈啊！

結合東西方醫學觀點，我看待循環採取比較廣的定義，將循環分成風元素——氣的循環，以及水元素——血液的循環這兩大類。氣跟血的關係很密切，氣能生血、行血、攝血

（讓人不會有不正常的出血），氣旺則血足、氣虛則血虛。而血能生氣、載氣，意思是營養物質由血液提供給氣，氣又依附於血到達全身。氣血相依、循環不息、不能片刻相離，氣血不和，百病變化而生。像是遇到大出血的病人，我們馬上會用生理監視器緊盯病人的血氧、血壓、呼吸、心跳，就是怕出現血脫氣散的急遽惡化狀況。

一氣一血於體內交織出綿密的生理網路，主管著你這座城市的生機。

整頓體內交通，預防堵車

不知道大家有沒有去過曼谷？一到下班時間，Central World 百貨周邊肯定是塞到爆，馬路都成了停車場。經濟很好啊，大家都出來逛街吃東西，很多人都有車，但，就是塞。太熱鬧太繁華有時候也是很麻煩的呀！人也一樣。身體裡的道路不夠大條，你卻拚命往裡面塞東西，酒啊、水啊、各種營養各種情緒，消夜啊、脂肪啊，還有不小心放進身體的環境毒素。太多，即便它是好東西，也會變得不那麼好了。

心血管疾病是怎樣發生的？血壓、血糖、血脂的異常又是怎麼回事？就是你的循環、你的交通系統有狀況。問題可能出在路霸太多，占用道路，讓幹正事的血球沒辦法好好做事。最惡名昭彰的路霸就是壞膽固醇、三酸甘油酯。另外還有一些飆車族、馬路三寶，它們是重金屬、農藥殘留、過敏因子等有害物質。讓人不省心的還有破壞性自由基，它是我們醫生通緝的對象。不受控的自由基會在身體裡造成各式各樣的氧化傷害，慢性發炎、慢性疾病、退化性疾病野火燎原般難以收拾。本來好好的馬路，都被它弄出天坑來。

搞好循環，四個面向要顧到

交通，是一個城市最重要的基礎建設之一。搞好體內交通、搞好循環，九〇%的疾病都可以不用發生。也唯有循環好，自癒力、再生力、免疫力才有空間發揮。請排除四個堵塞因子：寒、毒、壓力和邪氣，下面一一說明。

◎避免受寒

包含身體的寒與心裡的寒。人是有體溫的，人心原本是溫暖的，你要讓你的生活過得有溫度，而不是活在冰庫。想像一下，如果你的城市裡的交通系統被冰封了會怎樣？肯定會有很多不方便。

那，祛寒什麼最好？當然是太陽啊！「O sole mio（我可愛的太陽）～」，我特別喜歡帕華洛帝演唱的版本。太陽有兩種，一種是我們頭頂上那個純天然的大暖爐，另一個是我們心頭上那個暖心的存在。就我自己而言，我心頭上的暖心存在是我的老媽，自我有印象以來，就從不曾見過她罵人。和煦溫暖的程度，可說是我們村莊裡的小太陽，以至於我家一天到晚都有人來「取暖」，親戚鄰居特別愛在我家待著。在你生命中，一定也會遇到這樣的暖心之人，光想著他，連冬天都不冷。

◎記得排毒

化合加工食品之毒、農藥殘留之毒、重金屬之毒、環境荷爾蒙之毒、高溫油炸之毒，還有毒舌、最毒小人心等種種情緒之毒。至於吃太多喝太多營養太豐富，身體大塞車後，這些過多的營養，它們也都會變成毒。

除了做血液淨化外，第一水要喝夠，第二該動就動、該靜就靜，運動與休息一陽一陰，就像太陽與月亮、白天與黑夜，要輪替。太嗨太悶都不好，收放平衡要拿捏。人體自有排毒機制，而它在陰陽調和的狀況下運作最順。

◎卸下重擔

壓力會在身體裡搞破壞嗎？會喔，尤其是超過三個月以上的慢性壓力。短暫的壓力是挑戰，這很ＯＫ，我們需要它來激活身體。但長期不卸下的壓力，是破壞王，請跟它說：「再見，再也不見。」因爲它會讓你的血液變得混濁，然後在不該老化的年齡，就老得特別明顯。

我只能提醒你要記得紓壓，但具體怎樣最放鬆，只有你自己知道。就去做吧！該說「夠了夠了」、「暫停一下」、「這題我放棄」、「我要請假」的時候，不用客氣。身體先顧好，才有條件談別的。

◎培育正氣

東方人眞的很幸運，老祖宗老早就告訴我們有「氣」的存在，調氣、理氣、練氣、按摩穴位，大家多少都有基礎概念。氣除了跟血很麻吉外，氣還有防禦功能，因此有人用「衛氣」來稱呼它。而在西藏，我們常用「命氣（藏文 Tsog-lung）」這個詞彙。

所謂「正氣內存，邪不可干」。這裡的邪不單指妖怪，而是泛指一切可以傷害到你身心靈的人事物，比方說風、寒、暑、濕、燥、火，或是疫病，像新冠病毒這種，也可以叫做邪。邪氣最怕遇到正氣，遇到正氣它就會自動退散。而正氣這種好東西，你本來就有的，而且還可以悉心培育它。

簡單說明一下正氣的特性，它常與善慧同行，而天地間的正氣與人身上的正氣實則無二無別，當人不夠用的時候，可以跟天地下載正氣。你的行爲、心緒會影響到氣的生成與變化，一般來說，做傷害自己身體的事、要求太超過、貪心、怒氣、恨意、無知、不明白、愚昧，都會減損正氣。我們西藏人常透過持咒讀經、靜心淨心來培育正氣，然而有個方法更簡單、適合所有人來做，那就是「利他」。藉由利他來增長、鞏固正氣。種種利益它人、利益大眾的善舉、心意、話語、文字、圖像，都很可以。不過記得要是「不求回報的利他」，利他若另有目的，相當於練氣練到岔氣，不但正氣培育不成，還很容易歪樓。

17 洩怨氣

回想一下，當你生悶氣、鬱卒的時候，是不是有一種胸口悶悶的感覺？而當人承受巨大的隱形壓力，一直擔心著某件事，文學家用「心中有一塊大石頭放不下」來形容，我覺得很傳神。長時間憂怒鬱悶，疾病顯化出來的位置，經常是集中在心胸這一個區塊。中醫稱乳岩、乳毒，起因爲憂思鬱結，所願不遂，導致肝脾氣逆、經絡阻塞，在胸部顯化爲核狀硬物。

從西醫的角度來看，要預防乳癌的復發與轉移，除了定期檢查追蹤外，照顧到心理層面，盡量避免陷入抑鬱、憂鬱的漩渦中，也十分重要。有研究顯示，乳癌患者若接受心理治療、適時排解壓力，復發與死亡風險可降低四到五成。此外，不只惡性的乳癌，良性的乳腺發炎、乳房腫痛脹，避免壞情緒傷身，也是排除危險因子的好方法。

當然人都會有情緒，時而悲傷、時而憤怒，也都是有的。但若你不去擴大它、延長它，讓情緒像一陣風吹來，很快消散，那就很安全，不怕它積累成疾。有一個保命心法，你一定要牢記，那就是「去我執、去自我中心」。

脾氣一來，病氣就來。老愛發脾氣，容易令內分泌失調。而胸中疾患，常跟「所願不遂」有關。你這個願，如果是好願，是爲大家好、爲提升自我靈性所許下的心願，那就完全沒問題完全無害。但如果你去做了一些好事，是爲了能有好名聲、期待人家稱讚或給予回報，那就很容易出事。抱著不切實際的期待，強迫人家得按照自己的意思來做，不然你就生氣、就不滿，用情緒勒索人家，像這種情況，就很容易生病。

「如果你愛我，你應該如何如何。」「我做了這麼多還不都是爲你好。」「養狗都還會搖尾巴，養你不如養條狗。」充滿執念地去希望人家滿足你、順你意，人許這種願，傷心悲憤的機率實在太大了。強迫人家替你做什麼，別人不一定會聽你的，一直要一直要，往往更不能如願。但若你開心地自願去爲他人做什麼，付出時間、提供幫助、傳遞善意，那你每次都能如願，且沒有人能阻止你。

利他，出於無私的愛，結果肯定非常美妙。

無私，化解不滿足的尷尬

大自然提供氧氣給我們吸到飽，也沒向人要過一毛錢。太陽讓我們感到溫暖、強健我們的骨骼，也沒跟人討過任何暖氣費、營養費。人啊，活得自然一點，效法自然，有機會就盡量無私去付出，少去想一些有的沒的，怨氣少一點、仇恨少一點。稍微算一下自己曾獲得的種種好康，出生的時候赤裸裸沒帶一張鈔票、一張信用卡，不也活到了現在，一路上獲得的幫助，實在是數也數不完啊！把怨氣都洩掉，才有空間把福氣裝進來。以感謝代替抱怨，心放鬆了，維持健康也會輕鬆許多。

每回當我說利他的時候，都會記得提醒大家要「不求回報」，順手利他，不要帶有目的性的利他，這樣，你才能真正快樂起來。給陌生人一把雨傘，讓他不至於淋成落湯雞，所能獲得的快樂，相當於家庭收入翻倍。經常無私利他、時時感到快樂，免疫力會很棒、大腦也不容易退化。心寬一寸、病退一丈，你快樂、大聲歡笑、大口深呼吸，胸中舒暢，自然百病不生。

練呼吸，鼻孔左右交替

隔夜的怨氣毒如蛇，千萬不要把怨氣留到明天。當你覺得天公伯對你不公平，世界欠你一的道歉的時候，趕快來做這項呼吸練習。

前面教過的雙手合十放胸口這個手印，是整合天與人、內與外，讓你重返寧靜、重新感受到愛。而這個左右交替式呼吸，也有異曲同工之妙，它能整合左右、調節陰陽平衡，你將得到月亮與太陽的祝福，成為一名剛柔並濟的生命勇士。各種性格的人都適合練習。

交替式呼吸令過分消極的人獲得滋養的能量、重拾和諧之感，也能讓太亢奮的人平靜下來、緩解躁動不安。最棒的是，這個呼吸法，會幫助肺部排濁氣，因憤恨憂鬱而感到胸悶的人，不妨藉此消消氣。另一個練習的好時機是睡前，經常練習，你會睡得更甜更香更安穩。

以下按圖示動作重複三次，換邊，同樣再做三次即大功告成。

鼻孔左右交替呼吸分解動作

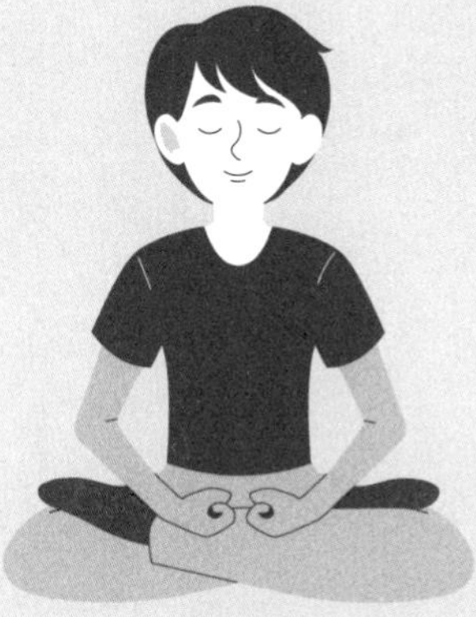

圖 5

採金剛坐姿，肩膀與上半身挺起。

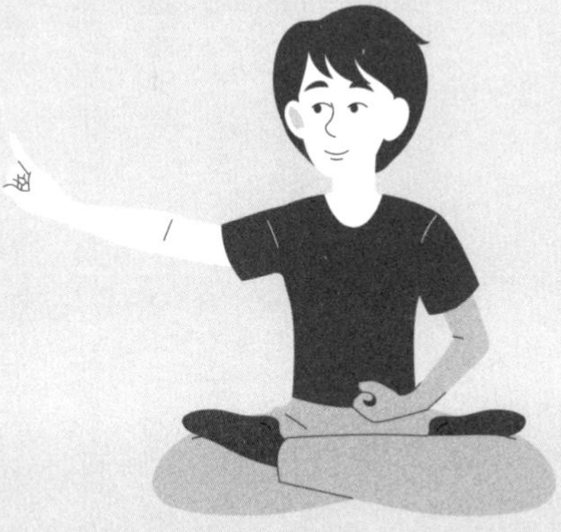

圖 6

往右看，手指比一打出去，手腕向下向內轉一圈。

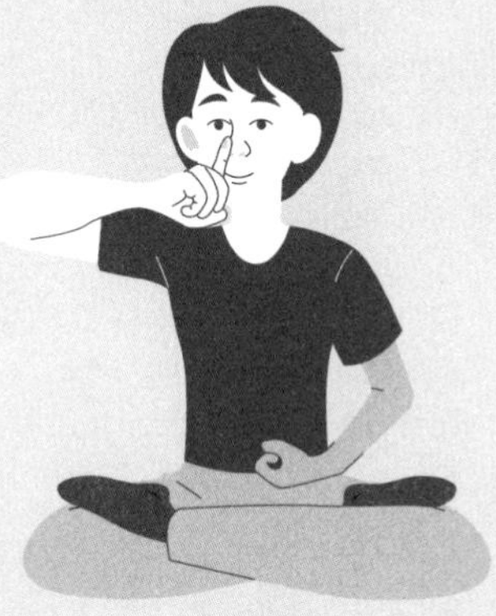

圖 7

收回手，將右邊鼻孔壓住。

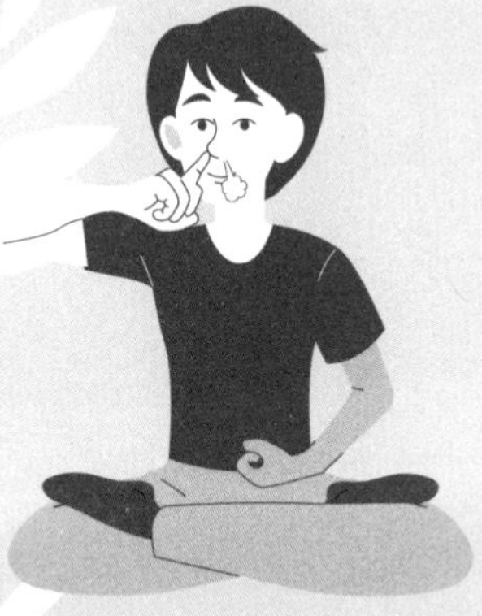

圖 8

從左邊鼻孔吸氣，吸的時候慢長細，吸到最飽的時候憋氣三秒，接著用力快速從左鼻孔出氣，出氣的時候快急粗。

18 純淨

台灣人知識水平高，我發現來我診所的人，普遍都有很不錯的健康概念。大家都知道要顧好免疫力，也很能接受利用細胞再生、自癒的方式，從最源頭、有效地去調節生理機能、預防疾病發生。觀念算是走在很前面。免疫力、再生力、自癒力是不生病好命人必備的三大「原力」，你隨時能像絕地武士一樣，從中獲得力量。

如果不能，很可能是因為「有毒」，被一些看得見、看不見的毒素給屏蔽了，讓實力無法完全展現出來。那，要怎麼辦呢？有良廚師們愛用無毒食材、空氣品質差的時候機車族戴上活性碳口罩、天然系女子追求素顏透亮遠離劣質化妝品殘害、易過敏者慎選日用品材質……，像這樣避毒、盡量遠離環境中的毒物，都是很好的。恢復純淨、擁有純淨、保持純淨，身心靈健康力才有發揮空間。除了避毒，你還可以這樣做，從宇宙中最基本的四大元素來看。

◎水

這是最重要的。人體有七〇％以上是水，顧好了這項，起碼已經及格了。水裡乘載著大量的訊息，當然啦，我們希望這訊息不要太雜亂，像是被汙染的水，是絕對要注意的。你可以慎選來源，我知道有人會特別去山上取水來煮茶，山泉水、龍泉水、雪山水，都是好東西。人還可以透過意念來淨化水，比方說佛寺裡的大悲水就是，印度人則會在儲水容器外抹上祈福過的聖灰。

在西藏，爲病人準備食物與飲水的時候，很多人喜歡先念過藥師佛心咒，才拿給病人。不同信仰有不同做法，但目的都是一樣的，去淨化那水、去祝福那水、去感謝那水。若你沒有任何信仰，還是可以去感謝自己能使用純淨的水源，懷抱感謝之意、善意，去用水、喝水，光做到這樣，也會有幫助。

我常出沒的地方，都一定會儲放一些好水。水的來源、喝水的量、喝水的時間、喝水的方式，都有講究。我一天至少喝三千毫升，流汗多的時候，甚至還會再多一些。早上起床，一定先喝五百毫升溫水，運動或洗澡前一、兩小時，也會預防性喝水。小口小口喝、含一下再吞，有時還咀嚼一下。在身體的淨化上，即便有相當先進的醫療儀器能代勞，但唯有喝水這件事，只能靠自己。

◎地

這個元素對健康的影響力，排名第二。分兩個層次來談。第一是從土地裡長出來的作物。選擇眞食物、化學添加最少的好食物、栽培方式最友善的作物、當令的食材，對你的身體絕對有益。爲什麼我常常強調「當令」？自古養生達人就有「不時不食」的原則，你在夏天吃到冬天的蔬菜，有兩種可能，一種，是冷藏冷凍的，另一種，就是農藥、肥料下超級多的。前面那種比較沒事，然而第二種問題就很多。該什麼時間種什麼、吃什麼，還是不要太自以爲是，以爲人定勝天，逆天而行到頭來要花更大的力氣幫身體善後。把守「新鮮」、「當令」、「多元」、「符合個人需求」等幾個原則，對你只有好處、沒有壞處。

第二個層次是親近土地。要知道，不是所有細菌都是有害的，有害的那種叫「病菌」，然而還有更多「益菌」，參與我們人體免疫反應，你的食慾、體重甚至是心情，都受這些微生物所影響。歐美家長近年興起一股「髒養風」，不怕小朋友用泥土沾滿雙手，因爲越早接觸大自然中各式各樣的微生物，免疫資料庫裡的 Data 越是豐富，就越不容易過敏、越不容易有異位性皮膚炎。學習跟微生物好好相觸，不要一見他們就喊打喊殺，內外都和諧，才是最健康。

◎風

風跟水一樣，裡頭也乘載著許多訊息。包含聲音、人的意念與情緒，都會影響到風。舉個例子，當你走進一個剛有人吵過架的房間，可能感覺到「空氣中的不尋常」。再來聽聽文學家怎麼說：「空氣中彌漫著一股焦急的味道。」「激昂的氛圍，感染了在座每一個人。」他們是這樣形容的。

關於風，醫生又是怎麼說的呢？我希望大家能夠好好呼吸。當人懶惰呼吸時，就GG了。腦細胞需要最多的氧氣，以保思慮敏捷順暢，所以我教大家做大膜拜（倒立也可以）。身體其他細胞也要氧氣，所以我請大家練龜息大法、練鼻孔左右交替呼吸。而藉由靜脈雷射去提高紅血球攜氧量，也是頗有效率的作法。

去露營、去野餐、去郊外，在一棵大樹下，你好好呼吸。走進森林裡，幫肺部濁氣換清新空氣。如此，有純淨的「風」加持，人自然活得像風一般瀟灑自在。

◎火

最後來談談火。目前我們人能接觸到最純淨的火，是太陽！幸好它不像水跟空氣一樣，容易被人們汙染。請盡情享用這最純淨的火！在明媚陽光下，健走、出汗，晚上深層睡眠的時間會延長。意思是無需多花心思，在深層睡眠中，你的組織細胞就會自我修復、再生。常保年輕，這絕對是個省錢省力又省時的好方法！

宇宙中最純淨的火是太陽。那對於人這個小宇宙來說，最純淨的火又是什麼呢？我們西藏人說，是你心中那個能滅除大闇的明火。它是愛、是慈悲、是利他與分享、是對生命充滿熱情火焰，也是修行中熠熠不絕的精進火焰。升起明火，取代貪婪之火、怒火、慾火……這些受自私、誤解與妄念污染的火。你會活得更明白。當受煩惱迷霧襲罩時，請幫心中的明火加油添柴，令它越燒越旺，不僅自己發光，同時也驅散他人心底的幽暗。

19 無相之眼

「凡所有相，皆是虛妄」——《金剛經》。

大部分的人都知道去運動、去爬山，能鍛煉出強健的身體，但只有很少的一部分人知道，心靈也能透過鍛煉，變得更強大。

怎樣強大？包含覺知力更強、自主性更高（不容易被情緒勒索、不容易生氣）。不僅對於自己此生的任務，有更強的執行力與專注力，且對世界的理解力更好，不會被幻相所誤導迷惑，也不會被妄念牽著鼻子走。最重要的是，經過鍛煉的心靈，將有更多的機會，使自己處於平靜祥和的快樂之境中。

從前修行者常遠離人群到深山裡閉關，對心靈進行一種祕密訓練，使心靈得到一次又一次的升級。而現在你無須刻意跑到深山林內，即便身處熱鬧都市，也能好好修行。把握每一次獨食、獨行、獨處、獨自旅行的機會，收起視線，轉而向內，靜心、淨心，再次出發時，改以無相之眼，對世界投以關愛的眼光。

你就是山河，你就是海洋

這樣的轉變很微妙，難以言喻。在此我借用禪宗的描述。之前，你看山是山、看水是水，步入塵世中，你看山不是山、看水不是水，靜心、淨心一段時間後，你看山還是山、看水還是水。而最終，你就是山、你就是水。

其實每一滴水都是海洋，只有水滴他自己不知道。進行融入、無我的鍛煉後，你就會看出來，海與水滴實則無二無別，哪裡還需要去區分誰是水滴、誰是海洋。以下提供兩個練習，訓練自己用「無相之眼」重新認識這個世界。

◎練習一：重新詮釋一個現在正令你困擾的人或事或物

我們可以從外表來判斷、來完全了解一個人嗎？很多時候，不能！要從表象得知實相，無疑是以管窺天。請試著打破二元對立，不再只是用美醜、好壞、優劣、對錯……去分類它、標籤它。認為自己對、別人錯，這種狹隘的認知，將為自己升起很多不必要的煩惱與痛苦。

以無相之眼來看世界，你將會恍然大悟，某人是因為某種侷限、局勢，才造成他今天這個樣子。譬如說書讀得少、一天到晚被迫搬家、從小在語言暴力的環境下長大、周圍都是唱衰鬼、老是遇到詐騙集團、沒機會到外面走走開開眼界。看出前因後果後，你就很難對他生氣，甚至還會想要幫助他突破侷限，這就是人心的善良。你對某人產生的憐憫、同情之心，將大於毒舌和批評。如果你是用無相之眼來看待他。

◎練習二：付出至少八〇%的精力去推動你生命中真正重要的事情

先刪掉一些不必要的事。如果那事情不值得做，你會找到一千個藉口。如果你眞心認爲這件事情很重要，你會找到一千種方法，在各式各樣的情況下（包含你以爲資源匱乏的情況）、跟各式各樣的人（包含你喜歡和你不喜歡的人）一起攜手合作，將你所認爲重要的事，繼續推動下去。

確認重要的事，並帥氣地全力以赴後，美好的事物將顯化出來，於動物園一般的人群中、於貧脊的土壤中，長出奇蹟。

以無相之眼重新審視這個時空，你會發現，最艱困的時刻，也是最好的時刻。此時此刻，請好好活著、清明地活著，並幫助你身邊那些較爲脆弱的，一起活好活滿！

看進來，舒緩眼周五穴位

超過八○%的外界訊息刺激，人都是透過眼睛來接收的。怪不得人總是皺著眉頭說眼睛酸，卻很少人會抱怨舌頭酸或耳朵酸的。從前在西藏出家的時候，師父就常跟我說，你的眼睛不要看出去，要把山阿水阿這些風景「看進來」。不知道是不是因為練習過「看進來」的功夫，我超過四十歲，近視、老花、白內障什麼都沒有。眼睛還是跟二十多歲的時候一樣好用。

不過「看進來」這種事，只能意會，我很難用步驟一、步驟二這樣教你。倒是自我穴位按摩，也有預防眼疾的好處，這邊跟大家分享我常用的五個穴位：攢竹、魚腰、瞳子髎、四白、睛明（圖9）。這五個點，我通常都會用食指指節自己按壓。此外，眉毛上的攢竹、魚腰還可以用刮痧板輕輕刮一刮。感覺眼睛有一點累的時候，我經常透過這樣子的方式來放鬆。有人看我這樣弄，就問「拉扯眼周不會有皺紋嗎？」其實剛好相反，促進眼周血液循環，反而能預防細紋產生。況且是做單點按壓，根本談不上拉扯。

睛明穴，你倒過來念，明睛，一看就知道這是一個可以讓眼睛明亮的調節點。攢竹在眉毛上，以前人覺得眉毛形狀跟竹葉很像，所以就把眉毛內側這一點稱為攢竹。睛明、攢竹屬於足太陽膀胱經上的起始穴，都有明目、去風的穴性。至於膽經上的瞳子髎，則位於目外眥，骨骼凹陷處稱髎，適度刺激，這一樣也是一個能幫助維持視力的好穴。屬胃經的四白穴，位於顏面框下孔處，也就是眼眶下有一個凹陷的地方，想要看得明明白白，這裡也不能放過。比較特別的是魚腰穴，它屬於奇穴，沒列在ＷＨＯ所規範的三百六十一個標準腧穴中。這位在眉毛中央的魚腰，別名光明，常常揉一揉按一按對緩解眼睛疲勞，也是極好的。

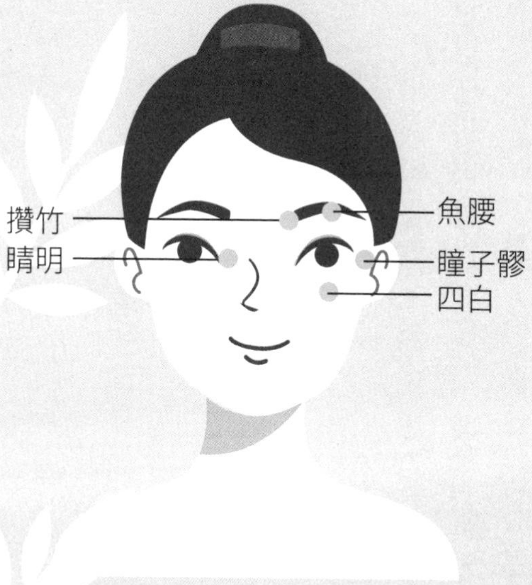

圖 9

20 滅身體的火

反覆發炎超過三個月以上的「慢性發炎」可說是萬病之源，舉凡癌症、心血管疾病、糖尿病、關節炎、憂鬱症、過敏、異位性皮膚炎與阿茲海默症，都與它有關。人身上最寶貴的三原力，自癒力、再生力和免疫力，都可能因爲身體忙著撲滅「野火」，而暫時怠工。

身體若長期處於慢性發炎的狀態，人會可能出現低熱、疲勞倦怠，肌肉好累或者是心好累的狀況，心理、生理疲憊不堪。也可能自以爲得了什麼怪病，渾身不舒服。又或者喉嚨卡卡如梗梅核，但實際上沒有任何異物卡在裡頭。有些人則是皮膚與呼吸道症狀特別明顯。中醫有「肺主皮毛」、「肺開竅於鼻」之說，皮膚癢、流鼻涕不是擦擦藥膏、呑幾顆鼻炎膠囊就沒事，根源沒搞好，反覆發作一不小心就讓人吃成藥罐子。最好能從改善慢性發炎、調節免疫著手，由裡到外整體性地來調養，最有可能根治。

可惜啊！好東西反而乏人問津

之前新冠肺炎大流行的時候，全世界搶超市都搶得很厲害。台灣是衛生紙、泡麵買不到，而我英國的朋友拍他們的超市給我看，很有趣的，大家兵荒馬亂把精製麵粉、義大利麵掃光，倒是我朋友常買的蕎麥、糙米乏人問津。沒想到平常養成選擇好食材的飲食習慣，不但對身體好，在非常時期，還有不用跟人搶的這種好處。

預防慢性發炎，優化飲食不可避免，是一定要做的。像蕎麥、糙米這樣的全穀物，都是受到醫界認可的「抗發炎好食」。向來偏好白米飯的人，馬上全面改吃全穀物。萬一不能適應，不妨每周先選一、兩天當成是「健康日」，主食改吃蕎麥麵、全麥土司、糙米、玉米、小米、燕麥、黑麥這些。之後再逐漸增加天數。維持健康，也別忘了讓自己保有食的樂趣，好習慣要能長長久久才有意義。

除了全穀物，莓類和堅果我也很推薦。包含藍莓、蔓越莓、覆盆子、榛果、杏仁、松子、核桃，其他還有芝麻、南瓜子、亞麻子、葵花子等種子類食物，都是我的抗發炎好食。有陣子我吃素，那時候，黃豆製品像是豆漿、豆腐，就是我最重要的抗發炎好朋友。

蔬菜部分，冬天的菠菜是我的首選，而十字花科的高麗菜、花椰菜也都很好。小兵立大功的大蒜、洋蔥、青蔥、韭菜，雖經常淪爲菜餚中的配角，但它們皆富含有機硫化物（MSM），亦爲抗發炎不可少的辛香蔬菜。瓜類可選櫛瓜、小黃瓜、山苦瓜、南瓜。而名字裡有椒字的，青椒、甜椒、辣椒，以及超級好蔬菜番茄，都可以常常吃。顏色越豐富，抗發炎效果越完整。湊齊五顏六色營養彩虹光譜，別忘了吃水果。酵素多的像是木瓜、鳳梨，除了抑制發炎反應，還能促進人體排毒，這兩樣是我最常吃的。而紅了好一陣子的酪梨，既抗發炎又能保護心臟，應該還能繼續紅下去。

喝對了也能抗發炎！三類飲料推薦你。我自己最常泡藏紅花來喝（妊娠與經期中、服用抗凝血劑禁用藏紅花）。其次，紅茶、綠茶中的類黃酮素，有抑制發炎、活化血管的效果。第三，紅酒裡的白藜蘆醇，是一種天然的植物多酚，也能幫助身體抗發炎、抗氧化、抗腫瘤增生。以上這些，都是好東西。

而料理用油上，不能都用同一瓶 Omega-6 系的大豆沙拉油，油脂攝取來源也跟蔬果一樣，多元豐富爲上。簡單來說 Omega-6 能促進發炎，Omega-3、Omega-9 則能幫助身體阻抗發炎，在廚房裡多擺一瓶苦茶油、橄欖油、亞麻仁油、紫蘇油輪流替換著用，是比較健康的作法。

最後提醒，預防慢性發炎，高度加工、高熱量，或含大量精製白糖、精製澱粉、化學調味劑的空熱量食物（Empty Calories），節慶時偶爾吃吃沒關係，但不宜作爲日常飲食。

21 到處走走

很久以前流行一句話，「一天一萬步，健康有保固。」一聽一萬步，很多人馬上卻步，覺得健康門檻太高，踏不出第一步。好啦，現在最新研究出來，不用到一萬，七千五百步就可以。這樣，你有沒有覺得比較輕鬆一點？

不用真得吞藥，走路即良藥

生而爲人，一不小心，就會白忙一場。只有人，敢爲了金錢，不惜犧牲自己的健康，而爲了恢復健康，又再度把錢花光。心裡悔恨著過去、擔心著未來，卻常忽略了自己唯一能掌握的，只有走一步是一步的當下。把不知道飄到哪個時空的靈魂給叫回來，回到當下最快的方法，就是走路！更棒的是，出去走走，同時也是讓人獲得健康的好方法。西醫之父希波克拉底在兩千多年前就曾告訴大家：「走路是良藥。」而且還是幾乎沒有副作用的良藥。

光靠走路，數十種病症都能獲得預防及改善，最常見的包含失眠、代謝症候群、失智症、憂鬱症、情緒失調、骨質疏鬆、便祕，以及心血管疾病，通通有效。簡單來說，爲失眠而走，最重要的是接觸到陽光，利用日光調節褪黑激素與血清素水平。預防骨質疏鬆的走法，太陽也是關鍵，在陽光下健走，有助於穩固鈣質、活化造骨細胞、維持肌肉量不要流失太快。據專家研究，走好走滿，還能降低三成臀部骨折風險。老人家最怕就是骨折，一坐上輪椅，健康就像溜滑梯一樣，一去不回頭。

至於體重超標、代謝症候群的走法，最好能循序漸進逐漸增加強度。每天挪出三十分鐘快走，堅持一段時間，就連頑固的脂肪肝都能消掉。早點開始消滅脂肪肝，人生越早開始變彩色。

走起來，腳勤人就不矯情

二〇二〇年對很多人來說是晴天霹靂的一年。心情不好、擔憂著不可知未來的人特別多，這邊就來特別來講一下走路對於情緒調節上的幫助。

人會焦慮，這很正常。焦慮感督促人們未雨綢繆、超前部署，因此大大提升生存機率。靠採集、狩獵維生的古代人，正是因爲懂得焦慮，才會在糧食快要沒有的時候，趕緊走出去找點吃的。而在現代台灣，沒有缺糧這種困擾，但只要你願意走出去，大腦還是會把「走走」這個動作，解釋爲你在增加生存機率而自動解除焦慮警報。走吧走吧！尤其在焦慮不停歇的時刻，更要好好走走。

那如果注意力不集中、思考變得遲鈍、沒有好點子時又該怎麼辦？最快又最沒副作用的解方，也還是出去走走。最好是走到能分泌多巴胺的程度，快走超過三十分鐘以上。

覺得別人叨叨絮絮很煩？外頭一下子車輛按喇叭、一下子路人講話很大聲，讓你一直分心。也可能干擾不來自於外頭，而是從自己的心裡不斷冒出許多妄念與雜念，同樣讓人不能專注。這時候，不管雜音來自何處，你都可以藉由多巴胺這個好東西，幫你關靜音、平息各種干擾雜訊，讓你更專注地、更全心全意地活在當下，並處理好目前你手邊最重要的事情。

與其呆坐，不如讓生命流動

生命是流動的，當心情欠佳、思慮停滯之際，呆坐在沙發上漫無目的轉遙控器，當一顆沙發馬鈴薯或是痲糬，都無濟於事。唯有透過走路，走著走著，我們便走進最美的想法裡。

不論是寫《湖濱散記》的梭羅，常常穿梭於街頭與人討論哲學的蘇格拉底，還是帶動矽谷「走路開會」熱潮的 Apple 創辦人賈伯斯與 Facebook 創辦人祖克柏，都特別會走。走起來，生命的量能自然動起來。預防認知功能受損、預防失智、改善注意力不集中的問題，或者，想體驗靈光乍現的美妙感覺……那就換雙好穿的鞋，出去走走吧！

22 戒掉數位海洛因

「酒嘛水嘛喝嘛、錢嘛紙嘛花嘛」從前跟對岸的朋友聚餐，他們是這樣勸酒的。有人勉強地接過一杯、兩杯、三杯，然後隔天人就醉到起不了床。也有人煞有其事慎重地拿起酒杯，卻趁人不注意時輕輕地放下。人在江湖走跳，適時「放下」很重要，雖不保證你煩惱全無，但至少隔天不會宿醉得很厲害。

常有人問我，「醫師啊，喝酒到底有沒有問題？」我說，「酒當然沒有問題，問題是，你怎麼喝的。」酒啊、錢啊、手機啊，本身都沒有問題，若眞出了什麼問題，那問題也是因爲人不當使用而引起的。同樣一杯紅酒，有人可以喝成金氏世界紀錄認證的人瑞（法國的卡爾芒阿嬤平常最愛巧克力跟紅酒），有人卻喝到脂肪肝、急性酒精中毒掛急診。同樣一筆錢，有人可以用它開創一個對大眾有利的事業，有人卻因它惹來殺身之禍。同樣一支手機，有人可以用它來遠距學習，有人卻被它困在虛擬世界之中。

是你的意識，讓結果大不同

使用同樣的東西，卻有著不同的結果，關鍵在於人的意識。如果你的意識是醒著的、具有覺知能力的，那你就能有意識地去把結果推向你希望的方向。相反的，如果你的心很少醒來，甚至都不曾醒來，每天「不知不覺」稀里糊塗過日子，那一切的發生，就是個機率問題。隨機骰到哪個結果，都不能怨。

媒體用「數位海洛因（Digital Heroin）」來形容現今網路成癮的現象。在不知不覺中，全台已有三．一％的青少年玩網路遊戲成癮，高於西方國家一．一％。早在二〇一八年，世界衛生組織WHO已將「網路遊戲成癮（Gaming Disorder）」納入精神疾病，提醒大家網路遊戲與酒精、菸草、咖啡因、毒品、藥物一樣，都有讓人上癮的可能。但其實不只是青少年，就連成年人也一樣，如果盯著手機、平板、電視的「螢幕時間」過長，可說是傷眼又傷腦，在注意力、創造力、記憶力和大腦認知能力與人際關係的處理上，表現都會低於正常水平。不知不覺、後知後覺、先知先覺。這是人的意識的三種層次。不知不覺最麻煩，什麼鳥事都有可能發生。後知後覺還有救，不過等生了病才來救，難免會經歷一陣不舒服。最好呢，是連小小的不舒服都給省略掉。進到預防醫學防護網下，你就能逐漸培養出先知先覺的能力。

成為預防大師，可逆先機看透透

學預防，能開啟見微知著的能力。你將會透徹地了解到事物的發展，都有一定的進程。比方說，台灣上班族平均每兩人就有一人擁有的脂肪肝，即為所有肝病的初期徵兆，接下來可能往肝炎、肝硬化、肝癌的方向發展。你在輕度、中度脂肪肝時期去避免惡化，把握「可逆」時期的先機，別說將來發病了，你連一點不舒服的感覺都不會有。

而關於網路成癮，在「上癮」之前，是「沉迷」。掌握沉迷徵兆，健康絕對能逆轉勝。自己檢查一下，當沒有網路時，你是否出現不安、焦躁甚至是氣憤等情緒？覺得出門好麻煩，連跟好友聚會都懶，有「螢幕」萬事足？經常不自覺一感到無聊就拿手機出來滑，一滑就接二連三看下去，不知不覺就過了兩、三個小時？

要戒掉的是癮，不是快樂的感覺

舉凡賭博、吸毒、瘋狂購物、藥物濫用、掛網等成癮行為，都刺激多巴胺分泌。讓人產生紓壓的錯覺。你要減掉的是上面這些，但由多巴胺所傳遞的快樂、雀躍、戀愛的感覺，是不需要戒掉的。

覺得自己快要失控？這時候，你需要更好的多巴胺來源。

我建議大家可以改從運動、靜心靜坐、喝自己泡的好茶、聆聽美妙音樂的過程中，刺激多巴胺的分泌。此外，確保多巴胺能正常分泌，你的身體也必須做一些準備，包含做日光浴、睡飽睡好、營養充足（特別是那些具有抗氧化成分的好食材）、維持良好的腸道菌相。

最厲害的一招，是你全神貫注、不分心地去積極挑戰一項任務，比方說登山攻頂、做深蹲破自己的紀錄、完成一本論文、騎單車環島、玩密室逃脫順利脫困（要實體密室，不是虛擬密室喔）。又或者，用最老派但也最浪漫的方法：追求一個心儀的對象，以上這些，都會促進多巴胺分泌。

預祝你成爲先知先覺的先知，有意識地去把結果推往你想要的方向。放下酒杯、放下手機、放下那綁架你的一切，拿回屬於自己的精采人生！

23 睡好覺做好夢

全球新興文明病，除了網路成癮，睡眠障礙也是榜上有名。「如何睡好」，是我最常接到的演講題目。我把我平常講的內容整理整理，寫在下面。

討厭失眠，更討厭失眠後的人生

失眠不光只是人沒精神、覺得累，長期睡不安穩，一些我們醫生很怕，一些你會很怕的事，都有可能發生。我們醫生很怕的包含失眠者的ＮＫ細胞數量銳減五〇％以上，這樣要預防癌症就變得雙倍困難。還有就是失智的風險、罹患各種慢性病的風險，都會增加許多。那女性最怕什麼？當然是變胖、變皺、頭髮白又少，參加同學會自己卻看起來像「學姊」。男性怕什麼？怕遇到一個沒睡飽的傢伙在路上開車很瞎。醒著超過十九小時沒睡，迷迷糊糊的程度跟酒駕差不多。還有學生最怕的、最冤的，挑燈夜戰苦讀，考試時卻又通通記不起來，書都白看了。

淺眠、輾轉難眠、睡睡醒醒的痛苦，只有失眠的人自己最知道。睡不好的人，老化衰退速度比人快，生病時卻又好得特別慢，所以，我們診所花了很多功夫在幫大家調睡眠。有睡眠問題不用苦惱不用煩，解決辦法很多。一一來說明。

關於吃的

我的助眠三寶：自製無糖優格＋天然蜂蜜＋香蕉。這樣吃，順便還能幫你重整腸道。想要常常覺得快樂、擁有足夠的幸福荷爾蒙，腸道一定要顧好。有一陣子發現頭髮變白，我就趕快吃芝麻，結果發現晚上睡得更好，比較難睡的人，特別是肝腎不足引起的失眠，藉由芝麻寧心安神，會有不錯的效果。

然而有些失眠，反而是吃藥引起的。如果你發現在開始服用某一類藥物後，會比較難睡，請不要忍耐，馬上告訴醫師這個狀況，及早調整。至於要刪掉的妨礙睡眠飲食，第一項是高脂大餐，一個人嗑掉一整桶炸雞、兩個大披薩，那是青春人做的青春事，不好睡的人，你千萬不要這樣吃。再來是吃了會脹氣的食物，如豆類。平常吃生大蒜就會胃不舒服的人，也應避免睡前吃太多辛香美食。

關於喝的

水喝不夠或喝太多，都可能讓睡眠中斷。很多人一中斷，就很難再進入夢鄉。爲了避免夜尿擾眠，最理想一天應該喝的水分九成，請在太陽下山前喝足，留下一成，待夜晚的時候喝。喝太多除了頻頻起床上廁所，還有人會盜汗，一身溼答答也很不好睡。而男性預防攝護腺肥大引起的夜尿頻仍問題，番茄是解答。可以試著喝些不另外添加糖的番茄汁。

此外，刺激性、提神性質的飲料，都應該避免睡前幾小時喝，眞的非喝茶不可，普洱茶、花茶、薄荷茶、博士茶（Rooibos Tea，南非國寶茶）這類的還可以。至於酒，喝酒看似能助眠，實則讓人昏沉，並非熟睡。若講究精質睡眠，含酒精的飲料，也不建議睡前喝多。

關於用的

如果能睡得比豬甜，表示你受藍光影響的程度很輕。若不能，不妨稍微控制一下手機、電腦與平板的使用時間。太亮、太炫目的光線，從睡前幾個小時就要盡量減少、適度切換爲助眠的柔和光線，否則大腦一直處於興奮狀態，當然要比別人多花一些時間才能放鬆下來睡著。

據我所知，很多長輩喜歡聽電視聽到睡著，用電視的聲音陪伴自己，如果完全沒有出現睡眠障礙，那就不成問題。但就大多數人的狀況而言，看電視、聽電視入睡，往往睡眠品質都不夠好。若深層睡眠時間太短，退化性疾病很快找上門。房間裡最好不要放電視。若非要看點什麼培養睡意，看些令人心情愉快的書，都比手機、電視要來得好。

關於想的

平常容易緊張焦慮、東想西想考慮特別周到的人，到了安靜的夜裡，一躺上床，身體一放鬆下來，不是馬上睡著，而是「眾聲喧嘩」，腦內紛紛浮出許多念頭，想了昨天想了明天，過去、未來考慮一大堆。忘了現在最重要的任務，是睡覺。

若真要想什麼，有一件事你可以想。正確來說應該是三件事。若不能馬上睡著，請試著回想今天這一天，發生在自己身上的三件好事。去感謝一下。比方說，「今天陽光真不錯，感謝太陽。」「感謝天公伯，今天簽約很順利。」「今天的冷藏包裹還好有放冰箱，不然粽子都壞了，感謝管理員。」「今天穿的洋裝看起來腰很細，廣受好評，感謝我自己運動得很認真。」感謝三件發生在自己身上的好事、你遇到的好人，就可以安心入睡了。

若感謝完了還是睡不著。大概也超過二十分鐘了。躺超過二十分鐘，通常馬上睡著的機率不高。索性就起身吧，拿紙筆或用想的都可以，花五分鐘時間，對潛意識下指令。比方說我在寫這本書的時候，目錄先寫好，第二章五十二個關鍵字，已經寫好的章節，是黑色，還沒寫的用紅色標註，這樣我就更能掌握進度。我睡前花不到五分鐘，把紅字的都想一遍，然後就去睡了，第二天，經常會有很多靈感冒出來。

如果你有一個問題，一個程式解不出來、一個企劃需要好點子，你可以用想的，或是寫一點跟這個問題、程式、企劃有關的內容在紙上。簡單就可以，無需巨細靡遺，然後就放下，放下你的心、放下紙筆。就會很好睡了。反正不能馬上睡著，索性就給潛意識一些有意義的功課，比你在那邊胡思亂想、擔憂好多了。

關於儀式

入夜後、睡覺前，如果是副交感神經居上位，那人就會很順利進入睡眠狀態。若交感神經還太嗨，完全沒有睡意時，第一你要檢查是不是眼睛接收到太多光線。光線處理好了，接下來請幫身體踩剎車，開始放慢速度。

慢慢喝一小杯熱水、舒服洗個熱水澡、慢慢按摩腿部、慢慢用木梳梳頭（這是對我最有效的）、做一些舒緩性質的伸展、緩緩深呼吸練氣、靜坐靜心、畫著色畫、聞薰衣草這類能幫助放鬆安眠的天然精油、慢條斯理閱讀、做一些讓自己快樂但又不會太刺激的悠哉事……選你喜歡的，設計出一套自己專屬的睡前儀式。步驟不用多，順序最好能固定，這樣你在洗、在梳、在聞的時候，相當於提前通知身體，這是在準備睡覺囉！

學會預防，疾病遠離你。學會提前準備睡覺，睡仙關照你。真心想要睡好覺，最早可從晚上七點開始預備起。

關於時辰

晚上七點到九點，真氣運行於心包經。別讓心包經不開心，這時候最忌諱吵架、罵人、緊張加班、氣急敗壞急急忙忙。要快樂！這兩小時快樂，特別重要，任何煩惱先擺一旁，明天再說。接著晚上九點到十一點，是三焦經的時段，要補元氣，最好這時候已經上床躺平。尤其累了好幾天，要還「睡眠債」的人，與其睡到隔天中午，不如從氣走三焦的時間開始躺好，消除疲勞效果更佳。

接下來重要必睡！晚上十一點到凌晨一點子時，氣血布輸來到膽經。再來凌晨一點到三點，由丑時肝經接力。肝膽最重休息，熬夜不划算，想要爭取時間念書或工作，至少膽經、肝經的時間要睡，寧可早起，不要晚睡。萬一不能睡，閉目躺著放鬆都好。男性工作壓力大，如果肝膽的時間還得加班不能睡，通常火氣也會很大、很容易氣噗噗。女孩子熬夜，則容易出現血虛的情形，想要由內而外散發出青春光彩，十一點就寢是最晚。

關於生物鐘

以上方法如果你都嫌麻煩，那就把睡眠交給老天爺吧！但你要乖乖，天公伯什麼時候關燈，什麼時候開燈，你要用眼睛去感受那自然的光線變化、用身體的活力充沛與徹底放鬆，去回應太陽和月亮的關愛。

不只是睡眠，順應晝夜節律，自律神經的失調、內分泌的失調、情緒暴衝性質的失調，都能一次調回來。我有朋友去走朝聖路一、兩個月，回來居然糖尿病都沒了，整個人像是年輕十歲。走那山路，你只能白天走，晚上一定得休息，跟天地一起睡、跟天地一起醒，是最適合懶人的養生法。只要睡對時間、醒對時間，根本不用多花太多力氣，健康自然屬於你。

關於補眠

睡覺是件快樂事。你躺著，身體自動幫你修復細胞，大腦自動幫你清除各種訊息垃圾，如果你懂得幫潛意識出作業，那還有源源不絕的靈感等著你收割。西藏修行人，還會練習睡夢瑜伽，在夢中悟道、了解實相。睡眠是重整身心靈的機會，不是障礙。

所以想到睡，要往好睡、睡好這個方向去想，不要怕不要擔心睡不著怎麼辦。平常靜心觀想的時候，你可以去觀想一個獲得充足睡眠之後，神采奕奕、好點子超多、無比豐足的精采人生。想好的，它會發生。你擔心，它也會發生。大家心腦要稍微控制一下，不要想偏了、想歪了。

晚上睡不好，白天午時上午十一點到下午一點，是補救的黃金時間。有研究顯示，中午靜心十分鐘，相當於晚上多睡四十四分鐘。午休，能睡就睡，若條件不允許，靜心靜坐一會兒，也是極好的。古代大俠練內功、修行者練氣，子午卯酉是「關鍵時刻」。其實還滿好記的，逢十二點、六點，前後一小時就是。要身體好，可睡子午覺，並於日出時、日落時，靜心呼吸。正氣內存，病邪近不了你身。

關於療程

上述方法不能處理的睡眠問題，很有可能是疾病引起的，作爲一種症狀，那就不是找時間補眠那麼簡單，頻繁出現的睡眠異常，請與醫師討論。睡眠不好，導致多種疾病，而許多疾病，尤其精神疾病，則以睡眠異常爲前端徵兆。及早確認，能避免進一步惡化。一般安眠藥我不建議自行服用，若不得已服用，最好也不要超過三個月，以免造成依賴。

台灣醫療很進步，治療失眠的方法很多，不一定都是開安眠藥，別因爲怕吃安眠藥上癮，就不敢去就診。以我們診所爲例，視個案靈活運用營養保肝排毒調理、靜脈雷射與調節點注射，不但成功改善睡眠問題，還有人因此戒掉安眠藥。面對問題，處理它，你才有機會放下它。自己處理不來，就找專業的來。沒有人應該輾轉難眠，早點贏回自己的優質睡眠，清醒地享受快樂人生，這是你的天賦人權。

為全人類奉獻的夜貓子基因

日出而作、日落而息，這是主流的生物節律建議。但事實上，的確有少部分人屬於夜行者、天生夜貓子，跟貓頭鷹作息時間還比較相近。而現行的社會時鐘，常常對他們不公平。太早要上學、太早要上班、重要的考試與會議都在白天，偏偏，晚上才是他們發揮的時間。所以，夜行者的能力，常常被低估。

為什麼有夜行者的存在呢？有學者認出了這是一種守望者基因。原始部落時代，晚上要預防敵人或動物夜襲，有人就得睜著眼為大家看著。有守望者的部落整體生存機率大增，於是就讓這種夜行者的基因，給留了下來。

另外還有一些心靈能力特別強的高人，也是晚上不睡覺的。比方說在凌晨三點四十分會自動醒來的瑜伽士、利用夜間跟宇宙連線下載訊息的創作者，都善用了夜，跟那些沐浴於夜色中的守望者一樣，為全體人類做出貢獻。沒有人是莫名其妙降生到這個世界上的，帶著夜的任務而來的人，有著夜行者的基因，那也是很正常的事。再說一次，養生，沒有絕對，做適合自己的才能有養護效果。如果你是特別的人，請保有自己珍貴的特質、順應自己生命的節奏，沒必要跟大家一樣。

24 處理聽覺汙染

聽覺汙染的來源有兩種，一種是高分貝噪音，而另一種，是連續、重複不斷的抱怨，這兩種聲音，都令人身心出現種種不適症狀。先來講好處理的「噪音問題」。

高分貝噪音，傷耳又傷血管

目前全台約有兩百萬人面臨聽損問題，正常聽力退化，一般說來大約從五十五歲才開始，但就跟失智、三高一樣，聽損也有可能發生在年輕人身上。由於噪音型的聽損是永久且不可逆的，因此預防聽覺汙染，永遠不嫌早。

怎樣的程度會造成傷害呢？你輕聲細語講話大約三、四十分貝，這時人感到舒服。而噪音若超過八十五分貝，接觸時間長，就會提高聽損風險，像是播放電音舞曲的夜店、吵雜的餐廳、搖滾演唱會、選舉造勢晚會、建築工地、民俗噪音、交通堵塞車陣所發出的噪音，或是你戴耳機聽音樂、打電動放超大聲，都會超過八十五分貝。噪音在生理上傷害聽覺、增加高血壓風險，在心理上使人情緒煩躁不安、增加身體的氧化壓力。然而大多數人卻長期低估噪音對健康的影響，等到家人向你抱怨「電視總是開太大聲」時，很可能已經進入不可逆的衰退病程。

所幸，聽損傷害雖不可逆，但預防其實超簡單。因工作需求得長時間待在高噪音環境，請多利用防噪耳塞、降噪耳機，一般人盡量避開高分貝環境即可。當然啦，也應避免自己成爲巨大噪音的製造者，在家唱卡啦ＯＫ聲音要稍微控制一下，不能只顧自己爽。另外，我所提倡的以多樣化植物性飲食爲主的飲食法，多菜少肉，可幫助人體預防多種退化性疾病，其中也包含聽損。

接著來講不好處理的「抱怨汙染」。

抱怨型聽覺汙染，損人於無形

你一天會抱怨多少次呢？專長研究「抱怨病」的學者統計，一般人大約落在十五至三十次，平均人在清醒的時候，每小時會發出一到兩次不滿之聲。年輕女孩子抱怨男朋友、職場女強人抱怨同事、老太太抱怨老伴不乖兒子不孝，隨年齡層不同，抱怨的內容也會不一樣，但基本上次數都差不多是這樣。

爲什麼人要抱怨？這眞是一個考倒西藏人的問題。九成九是佛教徒的西藏，幾千年守身口意戒律，祖先養成的「少說話、說好話」習慣代代相傳，可說是我們最寶貴的文化遺產。還好來到台灣後，我有很多研究對象，才終於弄懂人爲什麼要抱怨。

有人是爲了開啟話題「眞麻煩啊，下雨下不停。」這種抱怨殺傷力最小。有人是爲了深化和對方的關係「跟你說喔，我眞的很可憐，我老公如何如何欺負我。」「新來的那個眞是有夠白目……我們都不要理她。」誤以爲分享心事、抱怨他人，能拉近與聽者間的距離，這類型的抱怨，就很容易積怨成疾。還有人是爲了得到關心「唉呦，背痛啊、腰酸啊、腿不靈光，我好像心律不整」這種多半發生在年長者跟子女討拍。請趕快去看醫生，抱怨不會讓人痊癒，也不會減輕任何痛苦，而自以爲生病的那種，還很有可能抱怨著抱怨著就「弄假成眞」，要非常小心。

被迫聽人抱怨，腦損記憶傷

悲觀型的抱怨者有較高的機率罹患憂鬱症、失智、癌症、心血管疾病、糖尿病和其他退化性疾病。在研究抱怨病與健康之間的關聯性時，一開始大家研究的是愛抱怨的人會怎樣。後來才慢慢意識到，被強迫聽人家抱怨的人，才是更無辜的受害者，而且被迫接收這些聽覺汙染的人，健康受損狀況竟常常比抱怨者本人還要嚴重。

不得不聽人家抱怨，最主要傷害到的是大腦海馬迴的功能。海馬迴管你的記憶跟學習。這不難理解，要是你經常被愛抱怨的人纏上、被迫聽一些叨叨絮絮低品質的碎念內容，大腦應該厭世又感嘆，「這都什麼垃圾話，我不想記，也不想學了」，漸漸萎縮、功能喪失，再自然也不過。關於抱怨這種聽覺污染的防治，可比防噪音難多了，以下提供五招，希望能幫你保護好大腦。

◎第一招：溜之大吉

跟遇到高分貝噪音一樣，能閃則閃。腳底抹油，去做正事。若無法改變任何現狀，僅僅把時間浪費在聆聽慣性抱怨上，世界也不會因此變得更美好。

◎第二招：轉移焦點

要是溜不成、非得聽不可，盡力縮短時間也能減輕傷害。不妨引導對方將話題轉向正面、積極、有趣的事情。比方說閨蜜又在埋怨男朋友不夠體貼，你把話鋒一轉，改約她出去運動或看場電影。

◎第三招：回到現實

當家人抱怨東抱怨西，你可以反問，「那你做了什麼處理嗎？還是需要我幫忙處理？不如我們這樣這樣做。」這招很可能激怒對方，所以用的時候語氣要盡可能柔和。直接對抱怨者說，STOP！別再抱怨了，他很難聽進去，不如反問他，「爲了改善狀況，你做了什麼？」直接突破盲點，拉他回到現實面，實際做出一些改善。

◎第四招：一起變好

對你無緣處理的人，他一抱怨，你藉故逃走，也不是不可以。但萬一是家人、摯友這類對你而言滿重要的人，你不想溜的時候，那就花點時間跟他好好說明，抱怨是傷身體又傷運氣的壞習慣，「我希望你能活得更快樂，所以，我們一起來練習不抱怨吧！」也可以翻本書「少抱怨」這篇給他看。鼓勵他，同時也鼓勵自己，從每天抱怨三十次、二十次、十次逐漸減少。抱怨時間從一小時縮短到半小時、幾分鐘，到最後草草三十秒就能結束。

◎第五招：自他交換

在西藏，這又稱爲「施受法（Tonglen）」。我承認這招有點難，但當人擁有一顆高品質的慈悲心時，即能使用這招。透過觀想，將抱怨者的痛苦怨氣、負面情緒，通通吸進自己的身體裡，然後呼出你想送給他的快樂、信心、祝福與任何你認爲對他有幫助的禮物。吸進苦、呼出解脫，吸進熱惱、呼出清涼，來回幾次這樣的呼吸，直到你感覺到愉悅自在爲止。面對那些最難處理的疾病，西藏醫師尤其會用這樣的方法，爲患者祈福、祈願病氣全消除。

好好處理聽覺汙染的問題，除了預防疾病、預防聽力損害，也等於是爲自己的心靈滅除大暗，你將會有更多時間，處於光明、良善之境中。

25 看見整座冰山

我常說，想要活得幸福快樂又健康，要學會看整體，不能只看局部。比方說健康，身心靈三方面都要平衡，內部與自己的相處、外部與他人的相處，都要和諧，才是真正健康。

以上，說得容易，做起來卻不是這麼簡單。別說是人了，就連神，也都可能犯下失誤。不知道大家有沒有看過象頭神？象徵智慧、財富的象頭神在印度、西藏經常出現。傳說中，象頭神甘納許（Ganesh）是印度神祇濕婆與雪山神女的兒子，爲什麼祂是象頭呢？事情是這樣的。

話說濕婆離家很長一段時間後，雪山神女與祂生下的甘納許也長成一個帥氣的少年。就在濕婆結束雲遊返家那天，雪山神女剛好在洗澡，又剛好命兒子守著門。濕婆看到家裡有帥哥，老婆又在洗澡，以爲自己被戴綠帽，盛怒之下將甘納許斬首。雪山神女聽到騷動出來一看大驚，告訴濕婆，「那是你兒子耶！」濕婆一聽，後悔不已。不過砍了就砍了，又能怎麼辦呢？所幸印度另一位大神毗濕奴知道復活的方法，濕婆按照指示，隔天到森林裡，將看到的第一個動物的頭，裝在兒子身上，奇蹟出現，於是，我們就有了象頭神。

不過，這樣的神蹟可不會天天出現。爲了避免憾事發生，我們最好學習從冰山的一角，看見整座冰山。想獲得全知觀點，獲得綜覽全局的能力，並非不可能。先來了解一下這座冰山究竟有多麼巨大。

海平面下的聲音，也參與了你的人生

事件的表面、人行爲的表現，以及顯而易見的表意識，都屬於冰山的一角。那，在海平面以下有什麼呢？包含潛意識、無意識，以及感受、經驗、期待、渴望和最高版本的自我，都在海平面以下。

我常教人靜心淨心，目的就是讓人把目光，從海面上那冰山一角，移到海面下那精彩的世界一探究竟。你的人生將會如何進行，海面下那一大塊，有好幾票投票權。當我說「心如工畫師，能畫諸世間」，就有人說，沒有啊，我想的都沒有實現啊。若出現這樣的狀況，是因爲你這個「想」，是表意識的想，只占了一票，而海平面下的潛意識、無意識、集體意識，大概還有五六七八票吧！

很多修行者修心、知識分子研究心理學，就是爲了對海平面下的那五六七八票，有更好的掌握與理解。一但你開始將目光轉向整體，而不再只是看局部，不但把兒子變成象頭這樣的冏事不會發生，你還將體驗到「一切唯心造」的美妙。

現代煉金士，把冰山變成你的鑽石山

學會看整體很難嗎？當然不容易。不過有很多辦法能幫你做到。以下幫你指出四條捷徑。

◎靜心淨心是必要的

你的獨立思考，能將集體意識的牽絆，降至最低。比方說，你看鄉土劇，但沒必要把灑狗血的情節放到自己身上來照著演。你可以上網、看政論節目，但不會被輿論牽著鼻子走，不會不小心自己也變成正義魔人。你還能保有自己的判斷。

◎不生氣不抱怨

生氣是最會影響判斷力的，一生起氣來，連智商都會降低。而抱怨，也是最困人的。抱怨使人陷入悲慘情境中，無法自拔。心靈要自由，自由地在海平面上下游走，看清整座冰山，生氣、抱怨，是先要戒掉的。

◎欲求少一點

很多人爲了外在顯化出來的物質奔忙，忙壞了。要開什麼車、要穿什麼名牌衣、要賺很多很多錢。這些，都只是浮在海面上的冰山一角。而那個充滿生命力的自我、利他的大我、最高版本的眞我，才是眞正要去實現的。在物質上化繁爲簡，尤其對靈性學習、成長、發展有益。

◎活在當下

人現在的行爲，經常不自覺受到過去經驗潛移默化。原生家庭可能已經影響你好一陣子，但你大可不必被它拖垮一輩子。你隨時都可以再出發：理解、梳理、再創造。過去的已經過去了，現在，才是你眞實擁有的。

以前，你只見冰山一角。現在，學習當個現代煉金士，你讓整座冰山都成爲你取之不盡用之不竭的鑽石山。

26 提高體溫

你知道人類「正常」體溫應該是幾度嗎？「三十七度！」小時候有認眞讀自然科學的人能馬上回答出來。不過，世事無常，人的體溫也無常。攝氏三十七度的「標準」其實是兩個世紀之前的事。英美科學家做了新的調查，證實人類體溫有日漸下降的趨勢，目前平均落在三十六．一～三十六．六度之間。

就免疫而言，體溫差一度就差很多

「三十七、三十六其實也差不多嘛，何必這樣『斤斤計較』？」當然要計較，體溫越高，人體對付癌細胞、傷口與感染等防禦工作的效率也越高。也因此才有「體溫上升一度，免疫力提升五倍。」「癌細胞喜歡三十五度不喜歡三十九度。」這樣的說法。

在預防醫學的領域，有三件事很重要，那就是「免疫」、「再生」與「自癒」。而這些，都與體溫直接或間接相關，不論是要從疾病中痊癒還是預防疾病，身體的寒，都容易讓人落入較爲不利的處境。冬天，一看氣溫低，自然衣服穿好好、熱飲喝好喝滿。夏天，反而大家容易鬆懈，冰涼可樂無限暢飲、冷氣吹整天、衣服輕薄還露肚臍、汗濕了懶得擦乾、激烈運動後盡情洗冷水澡……種種NG行爲種下病根。之後再來說關節痛、過敏濕疹、浮腫肥胖，都得花一段時間才能處理。

五招幫身心靈保溫，跟我一起這樣做

雖不能說提高體溫，就保證百病不生，但懂得溫養善待自己的人，絕對比任何人都更有本錢成爲不生病好命人。以下是我的幾點建議。

◎謹慎使用藥物

若眞的需要吃消炎藥、退燒藥、止痛藥，請在醫師診斷後服用。不要自己隨便買來吃或買來擦。合理範圍的發炎、發燒反應是人體自癒力的展現，傷口有病原微生物跑進來，或者是身體受到感冒病毒影響，體溫升高表示進入作戰狀態。這時候亂吃藥，等於在扯自己免疫部隊的後腿。經常剝奪免疫軍團表現的機會，久而久之他們的能力也會變差。

◎珍惜排汗能力

很多女孩子怕流汗，覺得臭臭的或腋下濕一大片不美觀，夏天喜歡躲在冷氣房裡，一吹就是一整天。汗能幫助毒素代謝，也有健全免疫的功勞。無冷氣不歡，長期不流汗，就怕身體的自動控溫功能喪失。運動流汗、天氣變熱流汗，都是很自然的事。違反自然，身體也會變得彆扭。使用空調，適可而止，別讓自己吹成不會流汗的冰棒人。

◎適時適量運動

從事各種你喜歡的運動，藉此來鍛煉身體各部位的肌肉，對於提高體溫特別有幫助。因爲肌肉產熱的效能非常好，換句話說你肌肉量越多就越不怕冷，隨便活動一下，就能把溫度拉上來。我們常常看到那種練得很精實的硬漢，在大家羽絨衣、發熱衣穿好穿滿的時候，他還是只穿一件薄長袖就在外頭趴趴走。有肌肉你就可以任性，沒肌肉你就只能認命！

◎多溫少冰去淤

人的血管跟水管一樣，有任何堵塞淤積都令人困擾，若能定期淨化清潔，血液循環顧好，改善人體低溫的狀態，很多疾病都不會發生。溫養化瘀在療程上，「靜脈雷射＋血液淨化」的組合是我認爲效果最好的。生活上，每天喝足夠的溫熱開水、稍微控制一下冰涼食物的攝取量，是值得好好來培養的習慣。

◎存善念去利他

緊張時手腳冰冷、打了一個寒顫、嚇出一身冷汗、心涼了一截……這些，大家或多或少都有經驗。但這冰冷寒涼不光只是形容詞而已，實際去測量緊張焦慮人的體溫，也確實偏低。心理因素造成的低體溫，當然你去泡溫泉、做足浴、手捧一杯熱咖啡或是吃一些辛香溫熱的美食，都能改善。但我更推薦的做法是，透過善念、善意、善行，讓心再度溫暖起來。

「冰涼、冷漠、負面、自私、壓力、淤積、滯礙難行」這幾個概念屬於同一掛的，而另一個光明聯盟「溫暖、開放、正向、利他、放鬆、流通、循環順暢」要是我，肯定會加入後面那組。慈悲無敵，不僅是因爲不樹立敵人所以沒有敵人，從健康層面來看，更具有從心拔出病根的積極意義。熱心利他當個暖男暖女，寒邪自然與你格格不入。心中有事卡卡、不能放下，跟血管裡有太多壞膽固醇一樣，都會致病。早期發現、早期面對、早期自療，溫熱養生原則，於身、於心，都適用。

27 微笑

地表上沒有一種動物，能像人這樣會笑，微笑、訕笑、淺笑、大笑、狂笑、露齒笑、不露齒笑、偷笑、傻笑、苦笑、嘿嘿嘿地笑、皮笑肉不笑。人類臉部四十三塊肌肉互相搭配，能讓我們做出的表情多達上千種。有人說七千，有人說五千，不管怎樣，這些數字都很驚人。在自然界中你很難找到一種動物能像人類一樣，以如此豐富的表情來表達自己。

站在預防醫學醫生的角度，有一種表情，我希望你可以常常做，因爲這個表情能很好地幫助你達到身心靈的穩定與平衡，這個表情就是「微笑」。微笑的表情暗示著你擁有快樂的心情。千萬別小看快樂的力量。快樂的人抗壓力強、免疫力健全，不但能有效對付外來感染，也能大幅降低自己老年失智與臥病在床的機會。

雖不能說你只要快樂就能百分之百健康，但去看看那些眞正健康的人，他們肯定都擁有某種程度上的快樂。想要快樂其實並不是很難，我有超過上千種的方法，讓我自己快樂起來，而其中最快的一種，就是「微笑」。

因快樂而微笑，因微笑而快樂

科學家證實，人因爲快樂而微笑，反之亦然。意思是，就算你僅僅只是做出「微笑」這個動作，也能幫你說服大腦，以爲自己是快樂的，然後，還就眞的漸漸快樂起來。

早在十九世紀初俄國導演就教導演員以控制動作的方式，在舞台上流露出眞實情感。而經驗老到的新聞配音員也知道，臉上帶著愉快的表情播報値得慶幸的消息，聲音才會聽起來也一樣正向、充滿喜悅。

臉上做出微笑的表情，是最簡單的，這讓你擁有一點點微小而確切的快樂。還想要更快樂嗎？你可以繼續延伸下去。抬頭挺胸、踏著輕快的步伐、堅定充滿自信地跟人握手、選擇較爲正向的用字遣詞、跳節奏輕快的舞步、唱首開心的歌，甚至和人談論一些有趣的事，都能讓你變得更加快樂。

活著快樂一天，你就賺到一天

人的一天中，若有六〇％以上的時間維持快樂心情，對健康是大大加分。就算情緒難免低落、悲傷，時間也不要拖太長。由悲觀想法衍生出的壓力確實具有殺傷力。長期不卸下的壓力與壓抑，可能造成內分泌失調，進而使大腦出現退化性病變。

專攻老年心理學的耶魯大學教授貝卡．雷菲（Becca Levy）研究老化現象，發現對老年生活想法悲觀的人，大腦海馬迴萎縮速度爲常人的三倍。想法越是悲觀，腦部出現「β類澱粉蛋白質」斑塊與神經元損傷的狀況越是嚴重。所幸，你對你的人生，是有選擇權的。我相信越早做出樂觀的選擇，對各種退化性疾病的預防，效果越好。

你可以微笑、你可以昂首挺胸，邁出輕快的步伐。佛羅里達大西洋大學的心理學家莎拉．史諾葛拉斯（Sara Snodgrass）做了一項有趣的走路姿勢實驗。你猜，輕快昂首闊步、擺動雙臂走路，與邊走邊拖著步伐、低頭看著自己的腳、小步小步走的人，哪一組人測出的快樂指數更高？沒錯，當然是前面那組。當心情不美麗時，別忘了，你永遠都有選擇權。你永遠有權力笑著、哼著歌，快樂走出精彩人生。Let’s smile together, shall we?

28 解除不安警報

「公司問題一大堆，眞不是人待的，還是換個工作吧！」「另一半不符合期待，我需要一個更好的男／女朋友。」「念這系好像沒什麼出路，不如去考轉系考。」「景氣不好，早該知道待在夕陽產業前途無『亮』，還是再去進修吧！」「像現在這樣也沒什麼意思，乾脆拋下一切去環遊世界好了。」

如果對自己了解不深、從不曾凝視自己的內心，還眞容易誤把當下的阻礙，當成是眞正的阻礙。以爲逃到對未來的想望裡，即能避開眼下的不安。

問題不在要不要換，在你的心！

換新工作、新男友、新科系，考新的證照或是增加學歷、遊覽四方，都是不錯的點子。但這些是否能眞正成爲養分？決定自己前途無量還是前途無「亮」的關鍵，不在於種種外部條件，而是對自我的理解。「換」不能解決問題，只有眞正去面對問題，才有辦法去處理它。否則等到新的變舊的，那問題，它依舊在。透過理解內心的種種矛盾與不安、混雜與焦躁，外部顯化出來的種種阻礙，不管再多再艱難，它們都能如冰塊般，逐漸消融。

過去的事已經發生了，沒有後悔藥可以吃。而未來的事還沒來，老是擔心它其實用處不大。滾雪球式的不安，最好別讓它擴大，最怕這些擔憂，顯化為難以清理的蛋白質垃圾，危害大腦健康。

當心不能安時，轉化命運四部曲

無為自在的達人莊子曾提醒，「來世不可待，往世不可追。」人唯一實實在在所處的時空，唯有現在！當心不能安時、只能寄望未來時，以下步驟，或許能幫助你點燃內在的智慧之火，融化不安的冰塊。

◎步驟一：放棄抱怨

人常誤以為抱怨可以紓壓，但其實只是將問題和壓力延遲到未來，這種蒙混過關的方式，根本不可能過關。該面對的，遲早要面對。不過，沒有任何人可以催你、試圖改變你的人生節奏，你可以自己選擇步調的快慢，但抱怨、訴苦這種行爲，能免則免。以免節外生枝。

◎步驟二：清點所有

不要去羡慕別人，而是去清點、去感謝自己所擁有的。好好算一算，肯定不會比別人少，若覺得少，那就再算一次。每個人降生到地球的任務皆有不同，當然配備也不會完全一樣。嫉妒他人有這有那，好比一團毛線去羡慕著菜刀擁有的鋒利。毛線要鋒利幹嘛？是毛線就好好當好一團毛線，織出漂亮的圍巾才是實在！

◎步驟三：回望本心

收起向外的視線，勇敢回望本心。你的內心，它眞正的實力，不但能幫助你完成夢想，甚至還有餘力拉人一把、去幫助他人實現他們的夢想。人若無心，你會找到許多藉口，倘若有心，你則會找到許多出口。藉口特別多的人，經常都對自己的能力秤錯了斤兩，要嘛看太輕，妄自菲薄，這不敢那不願。不然就是看太重，呈現出不可一世、妄自尊大的傲嬌模樣。用不著誇大，也無須看輕，你的潛能剛剛好就是你的，剛剛好夠你用。永遠不必害怕放手一搏！做你現在能做的、眞正能引發你熱情的事物。一旦著手進行，那些所謂的「對未來的焦慮與不安感」將如泡沫，不攻自破。

◎步驟四：常使身心靈保持最佳狀態

心靈很強大，但肌肉很無力，那就像是擁有法拉利的引擎，卻裝上雜牌二手輪胎一樣，別說發揮實力了，要是差到連胎紋都看不清，勉強上路恐怕是危險重重。當你做了前三項步驟，發現不安感還是存在時，或是怎麼回望，都無法釐清初衷、看不見本心時，請嘗試提高身體素質。做些維修與保養、走走路，把充足的氧氣送往全身每個細胞，包含你的大腦。

我發現，那些最頂尖的專業人士，往往也是最熱衷於優化自己身體素質的一群。他們似乎很能理解，不安、焦慮、易怒、厭世……有時不是心的問題，而是身體不適、身體無力、沒睡飽沒吃好所造成的。

永遠別害怕享受奔馳的快感，使出全副精力專注於當下，打破個人最佳成績，接二連三地，相信自己！你絕對可以！

29 大腦節能

「怨氣像雪球，隔天就會變大。」這是我很常跟病人說的一句話。雪球變大會怎樣？從修行的角度來看，它會堵塞生命能量的流動，讓人卡關，在靈性揚升的道路上，成爲一顆顆絆腳雪球。若從預防醫學的角度來看，越滾越大的怨氣雪球，容易使交感神經反應過度，接著引發一連串自律神經紊亂、免疫防護效能低下與內分泌失調的骨牌式災難，更麻煩的是，它還可能加重大腦的負擔。

一個生氣，它有千萬種形式

怨氣、恨意、冷戰、冷漠、暴躁、焦躁、厭世、委屈、不平、翻白眼、忍不住想批評……各式各樣的生氣，你是在對自己生氣。心有所怨、怒氣不止，令人身心平白蒙受許多無謂的損失。而其中一個很慘的受災戶，就是大腦。大腦堪稱全身最忙碌的器官，每天處理成千上萬條訊息。雖然重量只占體重的二%，但它的血液循環量、氧氣與葡萄糖消耗量，卻占了全身的二〇%～二五%。算是相當會做事，但也相當耗能的一個器官。

大腦活動同時，也會製造出一些副產物，比方說蛋白質垃圾。醫生們可不喜歡這些垃圾，因爲它們就是造成大腦衰退、出現失智徵兆的頭號嫌疑犯。在正常使用下，垃圾都能透過良好的睡眠、良好的循環給自然代謝掉。最怕是動不動勃然大怒、對著無辜的人碎碎念、一個一個小小的不悅，不斷累積，滾雪球似的大幅增加垃圾量，這就眞的令人十分「傷腦筋」了。

就跟你拚命運動的原理是一樣的，氧氣消耗變多、葡萄糖消耗變多，自然的代謝物也就多很多。身體活動所產生的副產物，透過呼吸、流汗、排泄等都能輕鬆處理掉，但大腦可沒那麼簡單。我把大腦比喻爲山頂，丟垃圾路途遙遠，大型垃圾車也進不來，只能一小包一小包靠腦脊髓液這個「環保志工」，在你熟睡的時候，慢慢將垃圾帶下山。所以，好心一點、多愛惜自己一點，少在「山上」製造垃圾。另外，睡眠質量、循環品質也都一定要顧好，才算做好最完整的腦退化預防。

小怨小怒隨風飄，別滾成雪球就好

雪花飄飄，北風蕭蕭，面對人生中的無奈時刻，有小怨小怒沒關係的！拿出智慧之火烤一烤，讓它像雪花融化了就好。千萬別照著連續劇劇情加油添醋，把小雪花滾成了大雪球。滾雪球不只傷心，越想越氣，傷腦又傷身，連血液都會變得混濁。更麻煩是，雪球不小心滾下來，還殃及無辜路人，連你身邊的親人、朋友，都一塊兒受累。

當我驚覺自己快要開始滾雪球時，我會去散散步或梳梳頭、按摩頭頂的四神聰與百會穴。有時則是靜下心來，以感謝轉化怨氣、怒氣。感謝情緒的示警、感謝自己擁有的一切。與其去憤恨、去計較自己沒有什麼，不如細數、感謝自己擁有什麼，還比較開心。

當心情不美麗的時候，撂下一句狠話很爽很容易，但在這健康與不健康的十字路口，願意轉念、爲人爲已留下一句好話、一個善意的人，才能爲自己升等，晉升爲健康勝利組裡的一員。開啟智慧來做選擇，我們不選那容易的路，選對的！通往健康與幸福的那條。

30 別放在心上

從前有個出家人跟小徒弟散步到河邊，遇到一名國色天香的女子正準備渡河，卻因水流湍急而卻步。出家人二話不說，熱心扛起美女涉水。回去後小徒弟左思右想，總覺得出家人親近女色還是不太好，奮勇跳出來當糾察隊，指責師父的作爲。不料，出家人卻說：「什麼美女？早就忘了。嘖嘖，我已經放下，我看是你還放不下吧！」

到底放不下的是什麼？帶來麻煩的又是什麼？印度瑜伽士薩古魯（Sadhguru）曾說：「身體上的性沒問題，口袋裡有錢也沒有問題。只有當它們進入你的頭腦才會成爲問題。」我認爲他說得太好了。很多問題都是自找的！如果你開放自己的心園，讓負面能量在此紮根茁壯，那麼你就有邪惡藤蔓般剪不斷理還亂的煩心事，天天纏著你、天天來找你麻煩。

燃起淨化之火，消毒斷苦

好消息是，這些邪惡藤蔓、春風吹又生的難搞雜草，好好處理它們，居然還能變成肥料。從諸多雜念、煩惱中，開出蓮花。怎麼處理呢？用火！宇宙中地水火風空五大元素的「火」，跟水一樣，都擁有強大的淨化力量。在西藏唐卡中能找到火缽、火團、火輪與火把等圖樣。這些火象徵智慧之火，能毀滅各種精神上的障礙，幫助修行者斷苦。我們相信，由神佛護法掌心所發出的智慧火團，是消滅無知、無止盡的慾望、愛生氣、傲慢與善嫉妒等種種心毒、最具威力的武器。在你被邪惡藤蔓纏上、特別心煩的日子裡，不妨在每日的靜心功課中，加入火的觀想。

◉ **步驟一**：從心上或眉間升起火焰。

◉ **步驟二**：想像火越燒越旺，火光熠熠明亮耀眼，還很溫暖。

◉ **步驟三**：將這個溫暖、安全的感覺，逐漸擴散全身。你覺得很舒服。

將所有不良的連結、陰暗的想法一次通通驅逐。你受到火的保護、眷顧與療癒，你是明亮的、安全的、幸福的，同時也成爲那個能照亮他人的存在。這個火的觀想，大約花你三到十五分鐘，熟練後可能更快，陰鬱黑暗能於轉瞬間消失殆盡。顏色部分，西藏的火通常是紅、橘、金黃的。而在某些文化脈絡中，會選擇象徵靈性智慧的高貴紫色，作爲火的顏色。這兩種都可以。紫色也是我自己滿喜歡的顏色。

心若無物，雜草無處生根

火的觀想幫你釋放壓力、解除負能量的挾持。更進一步，若達到「心若無物」的境界，讓那所謂的負能量完全找不到附著物與施力點，自然連清理都不需要清理。具體怎麼做？很簡單。你不要去吸引它過來。提供以下四個方法。

- 更珍愛自己。珍視自己的獨特性。請了解，去實現自己的最高版本是自己的事，與他人的眼光、毀譽無關。
- 他人出言無狀、行為失禮，你看到了、聽見了，不需要用高昂的情緒去回應。即使心裡厭惡，也請快快放下。
- 對自己和他人都不去貼標籤、批判。你若喜歡上「感覺自己是正義的一方」的這種感覺，很容易就會遇上許多你看不順眼的「壞人」、「敵人」。

◉不要去預測那個你討厭的人，會再做出什麼令人討厭的事，否則還真的會沒完沒了。單純不把他放在心上就可以了。

心的花園是個好地方，你只讓好東西進來。我常觀想我的心園，是藥師佛的藥草園，充滿許多有用的療癒植物、礦物以及醫療智慧，供我隨時取用。當然我也會驕傲、也會眼紅，但只要經常整理，藥草園就會非常美麗。相信你的也是。

31 讓健康成爲一種習慣

英國長壽專家拉薩魯斯教授（Norman Lazarus）在自己五十多歲的時候，有天吃飯吃到一半，突然意識到自己的肚腩肥得似乎有些誇張，因此決定改變它。他只持續做了兩件事，在八十多歲時去檢測，居然身體素質如同二十多歲的年輕小夥子。哪兩件事這麼厲害？少吃和多運動。超級老派的養生法，卻也是超級有用的養生法。我認爲之所以會有用的關鍵，在於「持續去做」。

無需一味求新，享受你的老派人生

試著回想一下，你最喜歡的一部電影、一本書、一首歌，是哪一個呢？我敢說大部分人的答案，都不是最「新」的那個。老電影、一本一翻再翻的詩集、一首一再傳唱的雋永老歌，或許才是你眞正的心頭好。年輕時去唱歌，挑得是新歌，歌單越新，表示自己越跟得上流行。等過了一定年紀，眞正知道什麼是適合自己的，唱來唱去，總有幾首唱不膩。

越多越好？越新越好？人心的專注力是有極限的。在資訊爆炸的時代，過多的訊息往往令人消化不良、一知半解，或讓人出現許多選擇性障礙。仔細回想自己一天所接收到的資訊，其中有很多屬於雞肋與垃圾等級，就算不知道也不會怎樣。把時間花在理解、閱讀這些不必要的事物上面，那就是真的浪費掉了。資訊爆炸的年代，更要練習少一點、簡單一點、雋永一點，才不會把自己的心給累壞。

好的養生法，請愉快地重複去做

若你手上已經握有好東西，那就好好發揮它的價值吧！省下追求更多、更新、更便宜的心力，在你已知、已有、已熟悉的那些好的、良善的事物上耕耘精進。你會活得更快樂，也更輕鬆。

老調若是雋永，我從來不怕老調重彈。有人就問：「重複講一樣的，不會膩嗎？」我說：「《金剛經》跟《心經》大家不也都一直重複念、重複讀嗎？」不但不覺得無聊，還越讀越有味呢！喜歡讀經的人，一定都注意到了佛經裡有很多重複語句，尤其是那些格外重要的觀念，經常會反覆出現好幾次。不是佛菩薩詞窮，而是一種加深印象的技巧性運用。看似重複，但裡頭實質上有著層次的不同。透過重複，能把珍貴的善種子，埋進閱讀者的識田裡。透過每次重複不斷加持，強化深度。根紮得深，便能更好地長出智慧之果。

同樣的技巧，運用在維持健康上，也是極好的。練習健康跟練武很像，武功要挑適合自己的而不是花樣最炫的。把自己最擅長的功法反覆練反覆練，像英國長壽專家那樣持續做，練到出神入化這樣，絕對比見異思遷、不斷學新招式卻樣樣都不精通，來得好多了。我常說「要讓健康變成一種習慣」，好的動作、好的方法、好的保養療程，反覆做上幾次，那效果的顯現，就不只是加法，而是乘法。好習慣總複習，以下這些都是我自己會做的養生法，給大家參考。如果你已經在做了，那非常棒，請繼續堅持下去。

◉利他
◉日光浴
◉接地氣
◉促進全身循環
◉過午不食
◉喝好水
◉吃抗發炎飲食
◉活化副交感神經

◉多走路、鍛煉腿部肌肉
◉優化睡眠品質
◉每日靜心
◉龜息呼吸
◉做大膜拜
◉不抱怨
◉少生氣
◉知足，有所節制
◉淨化排毒
◉每天六〇%以上的時間保持心情愉快
◉經常微笑、培養幽默感
◉每天感謝三件事
◉梳頭放鬆放空

好的事情重複二十一次，就能變成習慣。習慣成自然，自然而然，你將由內而外，綻放出活力光彩。

32 新鮮事

預防失智，你需要兩樣寶貝：「老朋友」和「新東西」。先簡單說一下失智是怎麼回事。有很多疾病，都會使人出現「失智」這樣的症狀，沒錯，失智它不是病，是一種症狀。病因以阿茲海默症爲最多，約占了六〇～八〇％。其他還有腦血管病變、內分泌與代謝性疾病、外傷、感染、腦腫瘤等，也都有可能是造成失智的原因。

別趕流行，小心智慧型手機失智

穿衣服、換手機，你都可以挑最流行的款式，但生病這種事，還是不要跟上流行比較好。舉凡失智、癌變、三高問題、睡眠障礙、骨質密度差……從前是老年人的困擾，但如今，也威脅著年輕人。近年失智年齡層有下降的趨勢。日本腦神經外科醫師率先發出「智慧型手機失智症」警訊，請大家多多留意，避免過度使用３Ｃ產品，造成的腦過勞。

當出現不安、疲勞、憂鬱、睡眠障礙、忘記重要客戶名字、忘記出席重要會議時，最好能有所警覺。據統計，全台約有一．二萬人被診斷爲年輕型失智症，三十到六十四歲這個區段，平均每一千人就有一人發病。當然這數字還可能更多，推估確診率僅三成。因爲失智經常被理解爲一種老人家容易得的退化性疾病，因此當年輕患者出現相關症狀時，很可能被歸入憂鬱、躁鬱、思覺失調這一塊。知己知彼，百戰百勝，現在就來了解一下由阿茲海默症所引起的失智，到底是什麼樣的情況。

覺得腦袋卡卡？還真有東西卡住

關於阿茲海默的成因，目前專家已知它與腦細胞衰竭有關，最有可能的嫌疑犯是一種「β 類澱粉蛋白質」斑塊。據推測就是它造成腦神經元損傷，並引發一連串記憶、認知與整體心智功能的退化。請留意以下徵兆。

- 離開舒適圈時特別焦慮。
- 忽略身體的梳洗與清潔。
- 說話寫字出現用字上的困難。
- 對時間、地點、空間感到迷惘困惑。

◉漸漸淡出社交圈、鮮少跟朋友聚會。
◉重複講一樣的話、重複購物、重複服藥。
◉將物品放在不合常理的地方，如眼鏡在冰箱。
◉無法完成平常熟悉的事務，如回家迷路、泡咖啡糖加成鹽。
◉判斷力變差，易落入詐騙陷阱（年輕時就常被騙的不算）。
◉記憶力變差，屬於真正的遺忘（稍後能想起來的就不算）。

完全治癒難，但預防一點都不難

很遺憾地要告訴大家，治療阿茲海默的方法，就跟眞正有效的新冠疫苗一樣，還在努力研發、測試中。目前仍沒有一種藥物能完全治癒阿茲海默，只能透過藥物與非藥物的方法，來減緩行爲症狀。不過好消息是，預防的方法已經找到了！除了排除一些危險因子，比方說肥胖、糖尿病、高血壓、運動量不足之外，我幫大家總結出最有效的三個方法。

◎方法一：對生命抱有安全感

至少有一、兩個知心好友或可靠的親人，讓你知道萬一自己遭受困難時，有人會對你伸出援手。樂觀、安全感越多，受到失智侵擾的機率越低。

◎方法二：創造腦神經迴路的新連結

腦細胞會衰退老死，但不管人活到幾歲，仍可以靠新玩意兒，幫自己創造出新的腦神經元迴路。把大腦想像成一座城市，當你有上百上千條路的時候，哪怕一條路被堵死，影響也不會很大。看一本新書、造訪從沒到過的地方、學習新技能、學習新語言、養新寵物、吃從沒吃過的新餐點……每一項新的體驗，都會強化腦部的生理組成。預防疾病發生，可以是很快樂的一個過程。你享受新、體驗新，並從中受益。

◎方法三：利用神經胜肽因子保護大腦

神經胜肽因子的可貴之處在於它能增加神經細胞的可塑性、保護腦神經細胞、抗神經發炎、抗氧化，以及延緩外力與疾病造成的神經損傷退化。預防失智，目前我從「安定神經元」、「保護神經細胞」與「強化神經網絡連結」三方面下手。在我的診所裡，現階段是由「自體生長因子」＋「神經修復點滴」＋「靜脈雷射」＋「血液淨化」＋「神經胜肽因子」這五個超級英雄所組成護腦聯盟，以組合拳的方式，來處理複雜的腦衰退問題。

身體有所謂的體適能，腦部也有屬於腦的「腦適能」，認識它、關注它、強化它、保養它，你就是健康勝利組裡的終身會員。

33 調整姿態

我一向鼓勵大家活出自己的最高版本。實現初衷與夢想、擁有幸福與健康，清明警醒地了悟實相，每分每秒都活得自在踏實。要達成這樣的目標，路或許很長，但也不是沒有加速的小撇步。而我的小撇步就是「擺好姿態」。

先有態度，自然拓展出人生的高度

姿態包含神情舉止、容貌體態。前面我說過，最健康的表情是「微笑」。微笑能增強抗壓力、免疫力與對付外來感染的能力。這微笑，就是一種好的姿態。

經過數十年研究，目前學界已知人類能利用身體姿勢、行爲、表情的改變，來改善生理與心理狀態，包括壓力紓解，荷爾蒙與自律神經的平衡。但光知道原理無法改變命運，眞正去實行才能改變結果。所以我原理少說一些，直接來講幾個實際應用。

◉當你需要放鬆時，開始做深呼吸。呼吸越慢、放鬆效果越好。

◉當你需要轉換心情時，做出開心的表情，用開朗的語調說話，選擇正向的詞彙，穿明亮色系的衣物，走路步伐生氣蓬勃，不要拖泥帶水。

◉當你需要勇氣時，你可以學日本漫畫裡的熱血主角，用力向天空比讚。或是學好萊塢電影裡的超級英雄，伸出手臂比出加油，或其他任何讓你覺得充滿 Power 的手勢。

◉迫切需要緩解恐慌，你可以一直吸氣一直吸氣，吸到最滿時，憋住，盡可能憋氣越久越好，等憋不住時再一口氣吐掉。

◉大腦當機缺靈感、頻頻打哈欠時，你可以做大膜拜或倒立。不過，有跟專業老師學過才倒立，自己不要亂練，以免傷到脊椎。大膜拜倒是老少咸宜男女不拘，上 YouTube 輸入「洛桑大膜拜」就能找到影片。

◉當思考僵化變得頑固死板時，快去做瑜伽、皮拉提斯等伸展類的運動。釋放「卡在」肌肉裡的情緒。筋骨肌肉變柔軟，你的心也會跟著柔軟起來，健健康康活到好歲數的機率還能因此大增。

◉當心中惴惴不安時，不妨嘗試拉高自己的體溫。比方說手捧一杯熱飲，就是我很喜歡的方法。泡溫泉、沖熱水澡、走走路、晒晒太陽，也都很好。

◉ 想釐清紊亂思緒、變得更加沉著穩重時，最快就是從改變語速與說話的內容下手。話多不如話少、話少不如話好。說慢一點、說清楚一點、說少一點、精煉一點。練習說話時，我最愛觀想佛陀說法、動物都來聽的那個場景。想著想著，我就一句惡言惡語都說不出口。

◉ 預防腰酸背痛、頸椎間盤突出，練習貼牆站立、改善駝背姿勢、做一些核心肌群的訓練都很有用。從駝背變成抬頭挺胸，還能增強你工作或讀書的持續性戰鬥力。

想要自信，先讓自己看起來有自信

無論做什麼，姿勢先喬好、態度先到位，那你就已經踏上正確的道路了。想要一路順風順水，你的船帆、船頭方向總要弄對吧！一樣的道理。想要有自信，就先讓自己看起來有自信。想要展現親和力，就從效仿那些你認爲最有親和力的人的動作、姿態下手。比方說像是西藏人修行，很多都會從觀想唐卡上佛菩薩的容顏、種種細節開始。

佛學用三十二相、八十種好，來說明什麼是完美的姿態。我覺得很有參考價值。雖說容貌體型是天生的，但透過姿態的優化，對心靈的修煉，也是頗有幫助。譬如說靜坐時，你要穩坐如鐘。還可以學習八十種好裡的「說和悅語」、「聲不增減」、「身上清潔」、「腹不突出」、「身不傾動」、「行不逶迤」、「行止安詳」這些。養生養生，別忘了身心靈是一個整體，調整好身體姿態，心靈同樣受益。

改「斜」歸正，練習貼牆站立

「這妞兒很正耶。」「他真是個正人君子啊！」做人，最好就當個「正」人，別做歪人。左右、前後、上下都平衡，就是一個正人。人正循環順，不僅別人看起來舒服，自己更舒服，還不怕因姿勢不良所造成的大小疾病纏身。

先知先覺的人在小疲勞剛出現時，就會找方法放鬆，避免疲勞加疲勞逐漸累積成緊酸痛。而後知後覺的人，也還不錯，在緊酸痛出現時，能去檢查自己的姿勢，想辦法矯正、回正。這兩種人，都不會出大問題。最怕是不知不覺的人，完全不在意自己的身體，忽視幾次緊酸痛警訊，接著就會進入勞損狀態。而某些勞損是不可逆轉的，患者終生都要想辦法與刺痛、酸痛、麻痛、脹痛和平共處。預防醫學要防的，就是預防大家走到這一步。低頭族、聳肩歪斜、駝背瑟縮、骨盆慣性前傾、習慣翹二郎腿、膝關節緊繃僵硬、喜歡趴著寫字看書、長時間歪著頭講電話的人，尤其適合來做貼牆放鬆。

進階小撇步：若想要有訓練儀態的加值效果，可搭配收腹提臀，臀部肌肉向內側夾緊。藉平整牆面讓身體筋骨肌肉去記憶最佳站姿，逐漸養成習慣，往後一站出來不只看上去更優雅更挺拔，最佳站姿還有「久站不累」的好處。請務必親自嘗試看看。

貼牆站立分解動作

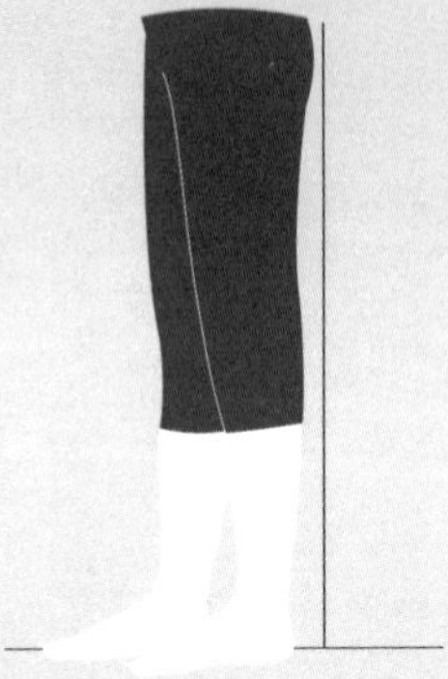

圖 10

將腳後跟、臀部、肩胛骨、後腦勺四點確實貼到牆面。

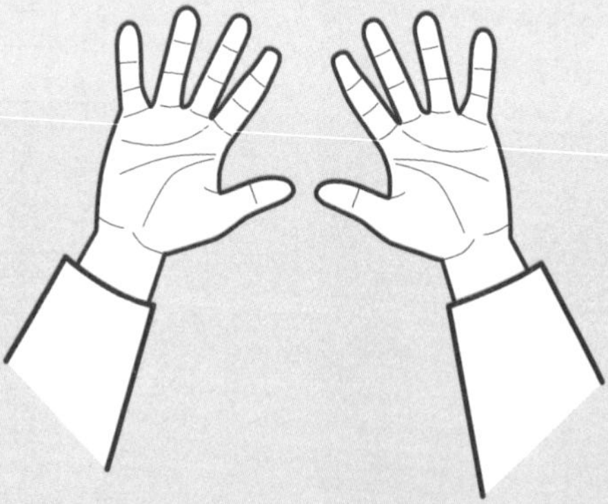

圖 11　十隻手指用力撐開。

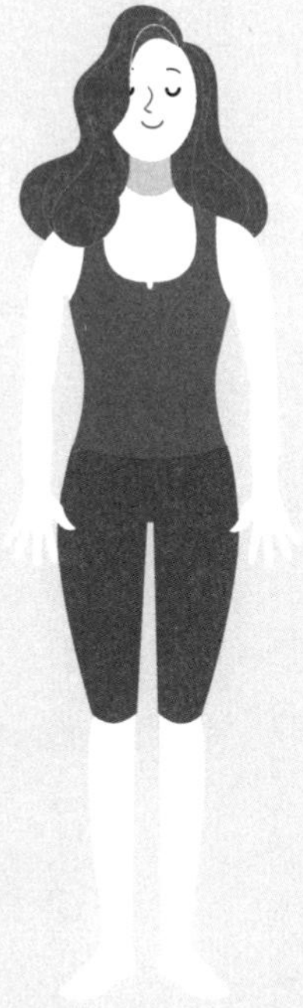

圖 12

雙手慢慢放下，手掌貼牆。

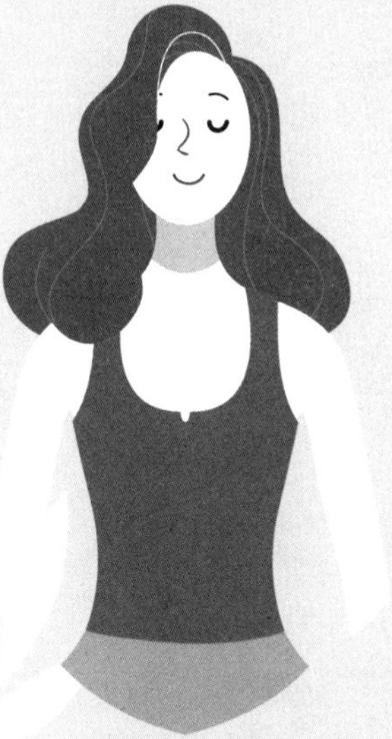

圖 13

雙眼輕輕閉起，搭配慢呼吸，站立一到五分鐘。

34 放下

一瓶六百毫升的礦泉水拿在手上沒多少重量。但要是舉著它一整天呢？那就算是健身房裡的肌肉猛男，手也肯定酸到爆炸。人一整天在外頭走跳，會遇到多少人、多少事，多到數不清了吧！如果把這些大大小小的事件、別人對你的看法，都一一放在心上，那就有舉不完的寶特瓶了。

以前去精神科學習，病患一見我就大喊「蒙古大夫來了！蒙古大夫來了！」護理師連忙阻止「眞是的，別亂喊」。我倒無所謂，人家笑嘻嘻喊，我就笑嘻嘻回，「原來你不知道啊，蒙古的會騎馬來。你看，我沒騎馬，所以我不是蒙古大夫，是西藏大夫。」人生啊，如果每一件事、每一句話都要一一深究其義，那還眞是累人呢！病患說你是蒙古大夫的背後，能有什麼意義呢？也只是說好玩的而已。眞正要深究，深究我們診個案的病因病機、深究佛法裡奧妙的哲思，對我來說，這些才是眞正値得深究的。

人心，有解讀的自由，也有衡量輕重緩急的自由。那些沒什麼的事，讓它如雪花般，輕輕飄落就好。

心美九頭身，心醜三層肉

先來聊聊詮釋權。同一個女明星，時尚雜誌攝影師鏡頭下她是九頭身、漂漂亮亮小臉尖下巴，八卦雜誌狗仔卻偏偏愛把人家往死裡拍，非要拍出三層肉、素顏憔悴才肯罷休。但到底哪個才是眞的呢？其實這兩種都不能算是眞的。都說照片、照騙，相對於實相而言，照片、鏡像、夢境、倒影、泡影、海市蜃樓、VR虛擬實境這些都屬於幻相（illusion）。幻相虛幻不實，生滅無常，隨著載體、器材與人心的感知而變化。

很多煩惱的產生，就是人心誤以幻相爲眞，像舉一整天寶特瓶一樣，死牢牢抓著那幻相不放。搞得自己手很酸、心很累。

人是怎樣的人，只有自己才知道，而且只要自己知道就好。別人對你的看法，如同義大利的提拉米蘇，一百個老媽媽來做，就有一百種味道。一樣的，一百個人看你，就有一百種想法。難道要去一一迎合這一百個想法？那太累了，實際上也不可能辦到。你是誰，想成爲怎樣的一個人，怎樣去實現自己的初衷，自己知道就好。你對你自己的人生，有絕對的詮釋權。

哪些可以放下？哪些值得留下

再來聊聊選擇權。人的一生，有時間與精力方面的限制，時間不是吃到飽的，精力如同電池，用久了也會逐漸充不飽。所以，爲了不虛此行、爲了不捨本逐末，選擇題是一定要好好做的。請靜下心來，好好做出選擇，「哪些可以放下，哪些值得留下」。試著讓自己活得單純一些。減輕負擔，那些沒必要在意、其實都不是很重要的負擔。平常很容易大事小事事事關心、事事往心裡去的人，可能要來丟掉很多「寶特瓶」囉！把心裡的陳年垃圾清一清，說不定昔日的夢想，就埋在裡面。衡量放下與不放下，有標準嗎？有的。其他的都無關緊要，但這兩類事我肯定不會放。

◉ 對完成自己的最高版本有幫助的事。

◉ 利他、對群體有益的事。

有人說，此岸彼岸，實爲一岸。也有人說，你現在所處的世界，其實就是天堂。你說呢？放下妄念、放下煩惱、放下誤以爲眞的幻覺，說不定，你就能看見那道專屬於自己的彩虹。

不用羨慕嬰兒光會笑就可以，來練嬰兒趴

覺得人生好難？不難不難，人蔘啊，不過就比當歸貴了一點。知道這世界上只有兩種事，「一種是關我屁事，一種是關你屁事」的人，通常很懂得放下，通常比較自在，肩膀也比較鬆。

如果你是這種人，恭喜你，這個練習你可以不用練了，愛幹啥幹啥去。但若家事、公司事、國家大事，甚至連隔壁老王的私事，你都要關心，那肯定肩膀很沉重。不如把重擔交給地球吧！三、五分鐘，你很快就會恢復活力。

臉先轉左或先轉右其實都沒差，兩邊都有做到就可以。祕訣是加入觀想，在這短短幾分鐘內，把自己全然交給地球，想像肩上的重擔，以及自己全身的重量完全洩到地面。別忘了感謝地球之母乘載你的重量，讓你可以體驗到身心靈全然放鬆的美好感覺。若條件允許，請走入大自然，於草地上、藍天下、大樹旁、沙灘上練習，效果更佳。

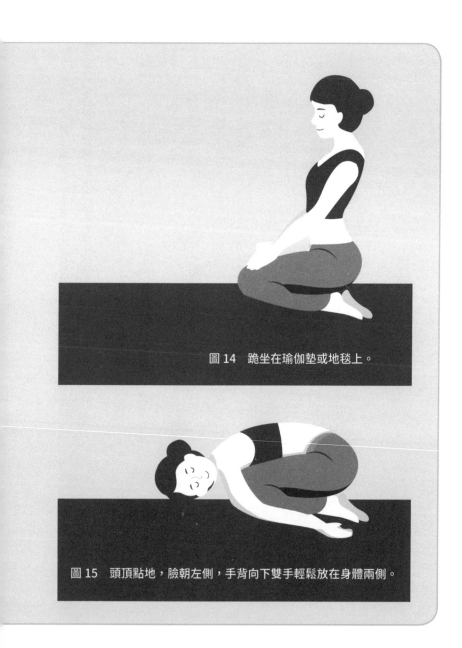

圖 14　跪坐在瑜伽墊或地毯上。

圖 15　頭頂點地，臉朝左側，手背向下雙手輕鬆放在身體兩側。

嬰兒趴分解動作：

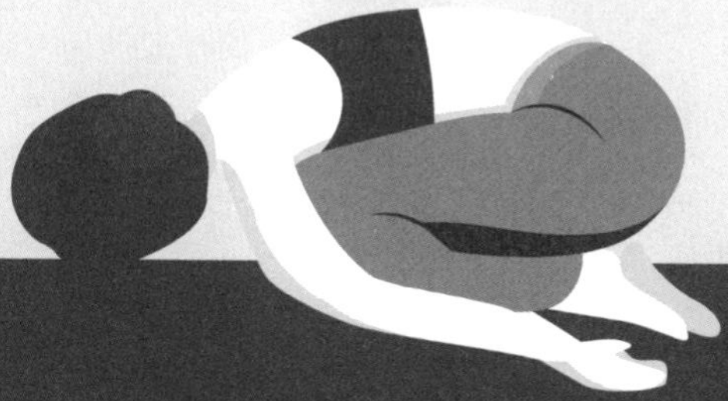

圖 16　靜靜地放鬆一會兒後，臉轉右側，再放鬆一下。

35 我心體貼

之前看到一則因行車爭道而導致小擦撞的影片，誰也不承認錯、誰也不願意讓。雙方人馬氣噗噗，搞得烏煙瘴氣，因爲吵得太過激烈，被圍觀民眾拍下ＰＯ上網路。在不舒服的浪潮中，與又羞又怒、緊張、擔憂、不耐煩的泡沫一起載浮載沉。雙方都泡在「苦海」裡平白浪費寶貴的時間，還弄得心情不爽。

一爭兩醜，一讓兩有

兒時我大部分時間都住在山上，山上有些路很窄、很爛，眞的是爛泥巴石子路的那種爛。不要說會車了，連「會人」都顯得侷促。若老遠看到前方來人來車，家鄉人都習慣讓一讓，甚至往後退，先找個稍微寬一點的地方等一下，待對方過去，再走。擦肩而過時，若剛好是認識的，還會問候兩句，若是不認識的，相識一笑也是大家的習慣。畢竟在偏僻山上要是出了車禍、人禍，撞在一起、摔下山去，等人家來救，那可是要等到海枯石爛的。所以平常大家都習慣「自救」。怎樣自救呢？您急、就您先請吧，我方便退，多退幾步也無妨。「多讓讓」、「多體貼別人」懷抱這種心意出門，不只一路平安，還能一世平安。

爭來爭去，面露凶光，那肯定是很醜的。讓來讓去，笑臉迎人，不但大家都有路走，讓成了習慣，還讓出了健康。

人的情緒七上八下、爭得面紅耳赤、血壓飆高，最不舒服的其實是自己。以自我為思考中心、凡事以我為出發點，就常會遇到這種令人不舒服的窘況。感覺被欺負了、被佔便宜了、被嘲笑了、被輕視了……各種被害妄念如雪片般飄來飄去，如霧霾般蒙蔽自己一顆原本清淨的心，自然很不痛快。

體貼納百福，禮讓致千祥

要想擺脫不舒服的感覺，首先，自己不能以「被害者」自居。其次，就是用體貼、關懷人的心意，去讓。試想，若被一個走路搖搖晃晃的三歲小孩踩了一腳，大家應該很難跟小娃生氣吧，還可能會說「唉呦，小心小心」，順便再扶一把。沒有人會去向小奶娃討什麼公道。這就是人與生俱來的「體貼」。

人心，其實是很擅長、很喜歡「體貼他人」的。而當你這樣做的時候，誰開心？還不是自己最開心。

爬過大山的人都有經驗，山友相遇，微笑、點頭，看地形誰適合讓路誰就先讓，這是一種不用約定，大家自然而然會做的事。就算不認識，互相問一下前方路況，也是很自然。接觸壯麗的大自然，人心很容易就回到了「初始設定」，大山大水當前，有助於令傲慢的自我，渺小化，甚至虛化。當自我中心、我執消滅或變得很小很小的時候，你不是草，你是一片草原。你不是樹，你是一座森林。你不是水滴，你是一汪海洋。物我兩忘，這還能不舒服嗎？再舒服也不過了。

透過「體貼他人」、「讓他一下又何妨」的這種溫暖心意，可免去許多爭執、化解不少委屈，眞正開心、舒服的是誰呢？利他，最大的受益人其實是自己啊！

36 順時鐘完美的一天

人體內每個器官，在不同時間區段的表現是有波動的。比方說早上是心臟病與中風的好發時間，到了下午，心臟跟肺都會變得比較有力。因心臟病開刀的患者，若在下午推進手術室，出現心肌受損等併發症的風險少五〇%。就連運動員，都很容易在下午時段，取得個人最佳成績。這，就是現在很夯、越來越多學者投入研究的時間醫學（Chronomedicine）。

老鐔裝新酒，新名詞舊事情

西方人研究時間醫學，因時間醫學而獲得諾貝爾獎，不過是近幾十年的事。而早在幾千年前，東方人就已經把時間醫學運用得淋漓盡致。

在西藏，統合天文曆法與醫學的重量級經典《時輪攝略經》，不只修行人拜讀，學醫的更是要精通。時輪意指時間之輪，有內外之分，外是自然界大宇宙中的日月星辰天體運行、春夏秋冬季節更迭，內是人體小宇宙中的經脈、地水火風空五大元素，以及色受想行識五蘊之間互相影響的關聯性。什麼季節採藥、哪些天可以製藥，又在哪個時辰用藥，藏醫都有講究。印度阿育吠陀則把白天劃分爲水火風三個時間區段，入夜後，水火風又再輪一遍。依時間推移隨順養生、不違逆日夜節律是瑜伽士的基本守則。而中醫最精闢的要屬「子午流注」，每一個時辰眞氣運行到哪裡，清清楚楚。

避災遠禍不分中西醫，會保養最重要

西方醫學從臨床經驗上注意到了時間與病理變化間的關係。某些病在某個時間點，特別容易發病。除了心肌梗塞大多集中在早上六點到中午這段時間，還有季節交替時的眩暈、夏天的濕疹，以及上班族每周一的心情低落（Blue Monday）。包含荷爾蒙的分泌、血管血壓的變化，你不用擁有超能力也能未卜先知，對時間醫學理解越多，預防的時機就能抓得越準。

比如要預防氣喘，除了日常排除過敏因子，凌晨時分的冷空氣也要注意。有趣的是，在中醫子午流注理論中，凌晨三點至五點寅時，恰好是眞氣運行於肺經的時間，若肺氣失調、在屬於它的時段氣血運輸不暢，有人會咳嗽，而有人會在這時間轉醒。了解時間醫學，除了提前避災遠禍，另一方面，也讓人更準確地察覺自己的弱項，以作爲保養時的參考。

健康大規則，隨順不逆天

綜覽東西方醫學，隨順時辰、完美的一天該如何度過？從一早醒來開始說。

◉ 早上六點起床，喝一杯溫熱開水，幫助排便，預防便祕。六點前後起床，是迎接展新一天的好時機。久臥傷氣，人不是睡越多越飽，睡了超過自己需要的時間，有可能越睡越虛。冬天太陽出來得晚，可稍微睡晚一些，等大地回暖再起身活動，忌過早的晨練。避免寒氣傷身。

◉ 早上八點上班前運動一下、吃少許早餐。於晨光中健走特別讚。人體生物鐘的一天並非精準的廿四小時，晒到太陽有助於人體小宇宙與外在大宇宙校準調對。沐浴陽光升高白天血清素的濃度，不但改善心情低落，還能調節夜晚褪黑激素的水平，助你一夜好眠。

如果你想要有更棒的學習力、記憶力，不需要吃什麼聰明藥，早晨的健走，就能幫你達成目標。身體動起來，大腦也會開機，開始進入良好的學習、判斷狀態，人體，就是這樣設計的。

◉早上十點暫停一下。久臥傷氣、久坐傷肉，上班族坐辦公桌記得換個姿勢動一動。做做肩頸背的伸展，敲敲大腿捏捏小腿。或者你還可以上 YouTube 搜尋「洛桑瘋」跟著一起動一動。面帶微笑，效果尤佳。

子午流注九點到十一點屬巳時，這是脾的時間。久坐傷肉，等於是在傷脾。經常覺得困倦濕重提不起勁的人，可留意自己是否有久坐活動量不足的問題。心情上最好保持愉快、存善念、說善語，脾氣好、命氣也會跟著變好。

◉中午十二點享受食材豐富的營養午餐。怕吃太多下午昏沉沉，採取以植物性食物為主的飲食法，可解決這個問題。若想減肥，不妨把午餐當成一天中份量最大的一餐。晚餐減量，甚至不吃，覺得餓時喝蜂蜜水或無糖優格。

◉下午兩點三十分～太陽下山前，把一天該喝的大部分水，慢慢喝完。這是一天中第二個排毒的好時機。傍晚前就喝夠一天的八、九成水量，還能避免夜尿擾眠。在這段心與肺的高峰時間，你要專注學習、認真工作，或加強鍛煉身體，都是極好的。

◉晚上六點三十分理想狀況下，這時間工作應該結束了，最好能陪伴愛人或寵物或朋友。改掉熬夜加班後暴飲暴食的習慣，三酸甘油酯、膽固醇紅字的人，請避免晚餐吃過晚、吃過多。

◉晚上八點三十分～入睡，從事令你愉悅的靜態活動。忌情緒大波動、生氣吵架、激烈運動。宜閱讀紙本書籍、練習呼吸、靜坐靜心、泡澡足浴、按摩放鬆。

改善睡眠障礙、肥胖、代謝症候群，宜縮短「螢幕時間」。在睡前一段時間關閉所有會亮的螢幕，暫別手機、電腦、平板和電視，不追劇、不傳 Line、不收發 E-mail。眼睛避免 3C 藍光與強光刺激，心腦避免思慮過度，並盡量在十點半前上床躺平。

以上是我建議的理想作息時間。但養生沒有絕對，掌握順時鐘原則，怎樣最順、最舒服，請自由彈性調整。

37 告別關節炎

邁入中年後，關節問題尤其人體全身上下最複雜的一個關節——膝蓋，常常成為那決定人生下半場好命與否的「軟肋」。好好用它，膝蓋就會一直很好用，疏於保養，它就成為令人加速衰老的弱點。來我診所治療膝蓋的個案，大致有以下幾種情況。關節隱痛僵硬，短短幾步路走得硬是比別人慢，漸漸不喜歡出門，缺乏運動長期下來肌肉流失，越來越沒力，連帶讓膝關節負擔更重。有的人平常沒什麼大礙，但凡遇到向下的時候，下坡下公車下樓梯，關節就不好使，靈活度與年輕時差很大。而勞損者的膝蓋宛如氣象台，要變天不用看新聞，膝蓋馬上有感。

酸軟無力、膕窩緊繃、蹲下難站起、膝痛牽引腰背酸痛、膝蓋有喀拉喀拉的摩擦聲、入夜關節酸痛打擾睡眠、白天走路不穩易摔跤……以上這些，年過半百，非常常見。另外有些運動健將、經常搬重物的人、高跟鞋穿一整天的人，或是膝蓋受過傷的，退化的時間點則還會往前提。任何退化、衰老、惡化，都有一定的進程。及早看懂徵兆、即時應對治療，解決問題相對容易很多。以下分三階段預防性來談談膝關節保養。

第一階段，保養要在酸軟無力之前

人到三十幾歲，儘管自覺關節還很好用，但此時，肌肉與骨質流失速度，已大於生成速度，如果你還什麼都沒做的話。從不運動、老是躲著太陽的朋友要注意了，人體各器官、肌肉、組織，皆遵從著一個「用進廢退」的原則。以為在家看電視不出門，膝蓋裡的半月板就絕對安全？那可不好說。若大腿肌群沒鍛煉、屬於支撐力很差的「弱肌」，等於是將上半身大部分的重量，都交由膝蓋去承受。膝蓋過勞跟人過勞一樣，都會老得比較快。最怕遇到瞬間強大的衝擊力，一個角度沒抓好，半月板破裂、十字韌帶斷裂，開刀、復健都有苦頭吃。我常跟輕熟女、小鮮肉們說，「趁還能自己動時，就要常常動，去享受身手靈活的感覺。」趁早訓練肌肉，就不怕膝蓋的避震器、軟骨莫名其妙被磨光！尤其臀大肌，和大腿的前方的股四頭肌、內側的縫匠肌，以及後面的股二頭肌都練一練。用強壯耐操的髖腿肌群，預防膝蓋承受不當的衝擊力而早衰，這是治本的方法。

第二階段，因應剛開始的輕微不適

任何東西壞掉，常常都是過與不及的問題，膝蓋也一樣。剛剛講的是不運動，但運動太過認真，運動完累到沒力氣伸展，也不OK。有人愛跑馬拉松、騎單車、玩三鐵，照理來說，有運動身體應該很好才是，但少做一個步驟，膝蓋就要抗議了。什麼步驟呢？「拉筋伸展」。

舉凡關節耗損、肌肉拉傷、慢性發炎反覆，消炎藥越噴越頻繁……各類酸腫痛，除了少部分屬突發意外，大部分都是日月積累而成的。請把注意力放回自己身上，關心自己的身體，學會看懂徵兆。一開始出現的感覺會是「疲勞」。疲勞加疲勞等於「緊酸痛」，這三樣也有順序，通常是先緊再酸接著才是痛。長期緊酸痛加緊酸痛等於「勞損」。勞損就是筋骨關節已受傷，到這個階段，不得不讓醫生介入處理，下一段來講。

面對初起的輕微不適，你可以先試試拉筋伸展與按摩，嘗試調整肌肉狀態，從縮聚成一團、血流不暢，到完全舒張開來、放鬆。有時膝蓋怪怪的，不一定是膝蓋出問題，而是大腿沒有顧好。當進行各項中高強度的運動時，肌肉會現暫時性縮短，以快速應付身體操作各種動作，筋膜、肌腱都會較平時緊繃。如果沒有去舒展肌肉、筋膜、肌腱，使它們一直處於太短、太緊的狀態，它們附近的關節就是替罪羔羊了！或需承受較大的壓力，又或者被迫得用怪異的姿勢和角度運作。比方說上顧骨盆下穩膝蓋、很重要的闊筋膜張肌，一旦失去彈性，讓人變成X型腿，就會去磨損到膝關節裡頭的軟骨。

運動後的放鬆Cool Down跟運動前的暖身Warm Up都很重要！暖身、運動、放鬆整套做滿做好，一副好的膝蓋，將陪你到天長地老。小祕訣是，按摩或拉筋時，靜心、微笑、保持心平氣和，並將呼吸從急短淺轉爲緩慢而深長，放鬆效果更佳！透過拉筋令身體局部鬆開時，你可能會感到微熱微出汗，拉筋局部的肌肉與關節跟著溫暖起來，這就是血流順暢的表現，做到這樣的程度就可以了。若伸展後幾日，你感覺到身體局部反而更緊更酸，表示拉太超過。請將注意力放回自己的身體上面，去感覺每條筋、每束小肌肉的變化，還有血液流過的溫暖感覺。拉筋，以舒適爲度，切勿過頭。

第三階段，疼痛不已需醫師協助

錯過第一、第二階段的黃金保養期，當膝蓋受傷、退化嚴重疼痛不已時，不要只會隱忍或一直噴消炎藥、吃止痛藥。請與醫生好好研究，務必確實找出原因。目前在大型醫院能做的檢查項目非常全面，比方說照X光、抽取關節液檢查、關節攝影、電腦斷層（CT）、核磁共振掃描（MRI）、關節滑膜切片等，有許多方法能找出眞正的問題點。

接下來可能採取的有「復健治療」，如遠紅外線、超音波、短波、熱療、電療等，或是採取簡易的運動治療。以及我最常操作的「增生療法」ACT（Autologous Cell Transfer Therapy），這是一種將濃縮的生長因子注入關節中，促進組織修復與再生的一種療法，由於術後稍事休息即可自行搭車回家、隔天馬上能正常上班，又因為是萃取自體細胞作為原料，ACT療法還有不會過敏、無致癌性等安全上的特點，患者普遍接受度高。

若上述方法皆無法解決疼痛時，還可以接受「手術治療」，比方說透過關節鏡手術清除內部異物，或是更換人工關節。提醒您，膝蓋作為人體中最複雜的一個關節，出現不適的原因也很複雜，不建議自行服藥壓抑症狀。酸痛緊繃卡卡時，請徵求專業醫師建議，確實找出病因。即早接受治療，經修復再生，「退化」現象是有可能被逆轉的。

養護膝蓋日常，多準備一雙好穿的鞋

如果你每次跑步、打籃球、打羽球過後，膝蓋不舒服的頻率越來越頻繁，拉筋按摩後仍沒有改善，建議更換對關節衝擊較小的運動，比方說，快走、飛輪或水中運動。再來就是穿高跟鞋的問題。高跟鞋本身沒有問題，問題是你穿它的時間是不是很長？我知道很多女戰神出征的時候都喜歡穿高跟鞋，鞋跟越高越有氣勢。但為了保養膝蓋，戰完不妨立刻就換，在辦公室或後車箱多擺一雙舒適好穿的平底鞋，能大大減輕膝關節的負擔。

除了高跟鞋，體重過重、跪姿與蹲姿，都會增加膝蓋負荷。很多主婦喜歡跪著擦地板，覺得這樣比較乾淨，或是每天蹲著手洗衣服、挑菜、做家事，我認為跪、蹲能免則免，爲了延長膝蓋使用年限，改用拖把、搬張小椅子來坐，比較不傷膝蓋。

不少膝蓋的毛病，還與受風寒有關。提高體溫、注意保暖啦，是我不厭其煩一直提醒大家的。主要是因爲體溫降下來，循環就會變得比較慢，而人的氣血以活絡爲貴。當氣血瘀阻、免疫力差的時候，冰涼的風（冷氣也算）趁機鑽入身體，較弱的關節首當其衝。與受涼有關的膝蓋不適，可考慮配戴護膝，或多穿長褲。像我自己在家很少開冷氣，有冷氣的地方幾乎都穿長褲。

38 小心情緒過敏

人在亂世中走跳，哪可能一點煩惱都沒有。「我這樣做，不知道他會怎樣想。」「可以停止碎念了嗎？要嘛幫忙出錢、要嘛幫忙解決。」「好想離職，但工作忙到沒時間提離職，哭哭。」「要怎樣才能讓那個人乖一點，不來煩我呢？」「雖然身體在前往公司的路上，但心靈卻更適合去度假。」像這樣的心裡小劇場，每天上演個幾回，都是很正常。只要不妨礙正事，那就一點事都沒有。就怕思慮過度、情緒過敏，這樣就很傷腦筋啊！

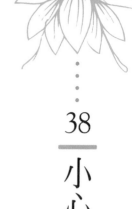

思慮不周的人，活不到今天

思慮過度的人，可能變得沒有食慾或太有食慾，情緒化怒吃，不是真的餓。思慮過度的人，可能晚上不好睡、淺眠，或一睡下去就不想起來、嗜睡、軟爛。思慮過度的人，你身邊一定有這樣的人，甚至在你人生的某段時期，也曾體驗過思慮過度的狀況。爲什麼現在思慮過度的人那麼多呢？就演化的觀點來看，那些神經大條不懂未雨綢繆、不知道害怕的人，應該早就餓死或被野獸吃掉，以至於沒辦法把他們的基因留到現在。

這樣來看，思慮過度、煩惱特別多的生物，不正是聰明的現代人嗎？特別敏銳、特別能感知周遭變化的人，從眼耳鼻舌觸覺接收到大量訊息，又怎樣能不思慮過度呢？都說思慮不周的人活不到今天，那思慮過度的人會活不過明天嗎？人有可能一方面保持敏銳一方面卻又吃好睡好，生理不受心理干擾嗎？想著想著，不禁又讓人煩惱起來。有句話說「聰明人多煩惱，笨蛋才沒煩惱」好像說得沒錯。

煩惱有盡頭，智慧無極限

結合西藏人修行法、禪學、醫學與腦科學，現在我們來練習一下，如何從煩惱一重重的聰明現代人，升級為創意無窮的無極限智慧人。

◎告別情緒過敏

人的身體過敏，可能出現打噴嚏、眼睛癢、皮膚紅腫等症狀，很容易察覺。那心的過敏呢？原本五分鐘能結束的內心小劇場，像是接上了連續劇天線一般，人家只說一句，你就演了一季。別人知道你怪怪的，但自己不容易察覺。要解決病症，有病識感很重要。當你發覺自己很容易受他人言語影響時，你已經踏上了告別情緒過敏的第一步。接下來，只要記得對自己說「關我屁事」，文雅一點的用「他人之惡不上我心」這句也可以。

量子力學名言「你不看他的話，他就不存在」。千萬不要去預測對方會繼續做出什麼樣的蠢事，想都不能想，一旦你反覆想，這些「壞事」都有可能惡夢成眞。我喜歡把令我煩惱的對象取個正面一點的綽號，例如小甜甜。假設小甜甜前天做了蠢事、昨天也做了蠢事，那都不關我的事，我只看小甜甜的今天。不帶任何好惡、不帶任何偏見地去看小甜甜今日如何。不預設立場、不帶偏見，才有可能接近事實的原貌。除非你喜歡被自己七上八下的情緒搞得團團轉。我是覺得不管身體或心理，都還是不要過敏比較好啦。那偏見，就是心的過敏原。

◎於恍惚間悟出眞理

大道無所不在，但聰明的現代人無法理解。因爲太煩、太滿，你就沒辦法理解。人腦什麼時候最有創意？不是你行程表爆滿的時候，而是你坐在馬桶上舒暢一下的時候。也可能是你「呼～」一聲，爽快泡到溫泉裡的時候。

塞滿滿，你就什麼都看不見。喪失了無限的可能性。這樣很可惜。所有悟道的過來人，都教我們要放空、放鬆，捨棄偏見是一定要的。當然，固執己見、充滿我執，也會讓你在靈性揚升的道路上，險阻重重。從今天起，別再限制自己。試著不去定義自己，說「我就是一個有潔癖的人。」「我一定要怎樣怎樣。」「唉呀沒辦法，牡羊座就是這麼殺。」「就算搞得自己超累的，我們血型A型的人就是很好心很難拒絕別人。」「我榜首耶，他哪可能比我厲害。」「我知識分子耶，怎麼可能都不懂。」……。就如同前一條，「你不帶偏見去看人」，這條希望你能理解到的是，「我也不帶偏見來看自己」。

大智慧的老子說：「惚兮恍兮，其中有象；恍兮惚兮，其中有物。」把我執去掉、把固執清空，就什麼都能看見。眞相、實相，你用力想看，反而看不到。若存偏見，人的發展絕無可能無極限。唯有眞心、虛心、空心，你才能即刻化身爲宇宙間智慧的存有。充滿彈性，且無所不能。

唯有空，能生出一切。剪除偏見、減去煩惱，且讓那空，生出你所需的一切。

39 超級好食物

許多研究都證實一種以「植物性飲食爲主的飲食法」，在地球資源永續和慢性病預防上，均有良好的貢獻。

如果你願意選擇健康的飲食模式，那不僅是糧食專家，全世界的醫生都會想跟你說一聲「謝謝你」。因爲你以實際行動延緩了糧食危機的到來，也減輕了醫護量能的耗損。包含高血壓、心血管疾病、糖尿病以及部分癌症，都能因飲食優化，而大大降低罹患風險。

來認識認識，食物圈裡的超級英雄

你享用當令蔬果、堅持多菜少肉、採取地中海飲食……這些都很好。但如何還能好上加好呢？下面跟大家介紹哈佛醫學院推薦的十類超級食物。這些好東西，不只是好，還讓人的健康維持在相當卓越的水平。

◎莓果類

藍莓、覆盆莓、蔓越莓、黑醋栗、桑葚、草莓這些中文稱爲「莓」，英文叫做「Berry」的可愛小東西，不但好吃，還是幫你對抗退化性疾病的高級抗氧化劑。這裡我列出的莓範圍比較廣，植物學上草莓與覆盆莓不符合漿果的定義。不過沒關係，我們不是在寫生物考卷，就吃健康而言，不管是哪種 Berry，它都是很營養的。除了洗乾淨直接享用，我最愛搭配優格一起吃。從前你若看電視配洋芋片，現在不妨改吃藍莓，開始讓體質慢慢變好。

◎深綠色蔬菜

菠菜、茼蒿、花椰菜、甘藍，以及超級會長的地瓜葉，都是不錯的選擇。深綠色蔬菜天天吃，等於吃進了豐富的葉酸、鐵和鈣質，維生素 A、C 也通通補好補滿。住台灣我覺得最棒的事之一，就是蔬菜種類多又不貴。在地球上某些地方，如果要求每日五蔬果，得花上全家一半以上的收入。感謝台灣好山好水好地理，讓我天天有菜吃。

◎富含 Omega-3 的魚

我建議以植物性飲食爲主，不是說魚、肉完全不能碰。比方說沙丁魚、秋刀魚、比目魚、鯖魚、鮭魚、鮪魚，或是台灣很多人愛吃的土魠魚，都屬於優質的 Omega-3 來源。想要血液流動更順暢，心臟更健康，頭腦不當機，這些好的魚你不能不認識。茹素的朋友，沒魚，「子」也好。種子類的芝麻、南瓜子、亞麻子這幾樣寶貝，一樣能幫你補足身體所需要的營養。

◎乾果類

核桃、杏仁、榛果、開心果、夏威夷果、腰果、松子。這裡一樣先忽略植物學對堅果的嚴格定義，以上這些乾果，高營養也高熱量，聰明的吃法是輪替著吃，量不必多，有吃就可以。在我家鄉，有人用野生核桃＋野生蜂蜜的組合，幫助平地遊客緩解身處高原的不適感。我不會有高山症，很難實測效果如何。但無論如何，核桃跟蜂蜜都是好東西，味道也很搭，不妨一試。

◎好的油

外食族若沒注意，在油脂攝取上 Omega-6 幾乎都嚴重超標。最好重新考慮平衡，把 Omega-3 與 Omega-9 的比例調高。抽空自己煮時，買好一點的冷壓初榨橄欖油（西班牙的很不錯）或是台灣老一輩會拿來顧胃的苦茶油，用這些好油來做料理。降低心血管疾病風險，從吃好油開始做起。

◎全穀物

蒐集維生素B家族，未經精製的營養成分最完整，糙米、小米、燕麥、蕎麥、全麥、黑麥與台灣紅藜……請挑自己喜歡的來吃。再教大家一個最簡單的減重法，不用運動到氣喘吁吁也不用餓到兩眼昏花，僅是把平常吃的精製澱粉換成全穀物，每天就能多消耗相當於健走半小時的熱量，這是英國人做的研究。再聽聽美國專家怎麼說？他們認為「全穀纖維會帶著其他尚未被消化的食物與熱量排出體外。」觀察吃全穀與精製穀物兩組人，全穀這組的「靜態代謝率」明顯勝出。在台灣，要買全麥麵包、全麥麵條都不難，甚至上餐廳還能直接點紅藜飯來吃。只要你心裡有全穀物，你到處都能找著它們。

除了上述六種，哈佛所推薦的超級好食物還有「優格」、「十字花科蔬菜」、「豆類」以及「番茄」。其中番茄已被證實，有助於降低罹患前列腺癌的風險。小撇步是，烹煮，讓番茄更營養！用好的油炒番茄，它的茄紅素將更容易被人體利用。世界太複雜、環境污染太多，請來食物圈裡的超級英雄護駕，安身立命遠離疾病，他們是你最值得信賴的超級保鑣。

40 去蕪存菁

一般人，追求多，以蒐集物質或金錢爲樂，存款數字與不動產是越多越好。而懂生活的人，追求少，以愼選爲樂，特別能領略揀選、去蕪存菁的樂趣。

從前在西藏、尼泊爾、印度時，我很少買東西，對於知識的追求，已讓我獲得無上的滿足。來到台灣我曾在台北信義區住過一陣子，大家都知道信義區百貨公司最多，BELLAVITA、信義誠品一路新光三越A4、A9、A11，微風信義、微風松高再到最新的微風南山，好吃好買好逛。另一方面，在台灣買3C產品也很方便，蘋果這個、蘋果那個，我也曾買過不少。但後來我發現，買東西所獲得的快樂，其實非常短暫。不管是實體店面還是網購，只有在試穿或開箱的時候最樂，然後這快樂就會不斷遞減，沒多久，新一季的馬上又出來了，一下子就覺得自己手上的這個落伍了，忍不住想去看更新的。

商業模式不斷鼓吹「舊換新」、要人「跟上潮流」，或提出「衣櫥永遠少一件」這樣的論述，鼓吹大家買買買。某天打掃家裡，整理出一堆3C產品空盒，我突然驚覺到這樣買買買的我，好像跟一直吃吃吃的豬沒什麼兩樣，實在不太妙。

用途極大化，好用用好最實在

西藏有一幅很有名的《生死之輪》唐卡，最中心有鴿子、蛇與豬三種動物，分別象徵貪嗔癡三毒。這幅唐卡主要在解釋人們爲什麼會受苦、又是如何陷入無止盡的輪迴之中。《生死之輪》點醒了我，因爲癡愚而不知滿足，將會面臨煩惱一重重，身心不得安的窘境。戒掉一直想換新手機的壞習慣後，我深刻體悟到，人之所以感到不快樂不滿足，不是因爲擁有的太少，而是想要的太多。

我臉書上有個朋友，拿古董級的 iPhone 拍了一系列照片。當然解析度、色澤什麼都不是最新最好的，但他的照片就是特別有味道，張張有故事、非常耐看。擁有一支適合自己用的手機，好好用它，並從中不斷發掘新的樂趣。這遠比不斷換新機卻又跟新機不熟，來得有智慧多了。我常說，簡單過生活，不是無聊過生活。要避開貪欲源源不斷製造出煩惱的糾纏，不是把東西都送人，家徒四壁這樣。而是從收藏極大化，升等爲用途極大化。東西不必多，眞正好用又適合自己的，一兩件就很夠。而這個原則，除了能淨化煩亂不安的心緒，套用在身體保養上，一樣適用。

求精不求多，能量密度最關鍵

從吃的方面來講，隨著年齡增加，新陳代謝變慢，人所需要的飲食，宜逐漸轉換爲好而精。不能再像從前那樣肆無忌憚大吃大喝。吃多了代謝不掉，就成了累積在身體裡的毒。能量密度高、非常新鮮的好食材，不用吃多，吃一點點就會讓人覺得很幸福。什麼叫有能量的食材，除了新鮮度很重要，栽培、運送、烹調方式都會影響到能量密度的高低。採取友善環境的栽種、養殖、捕撈方法，不無度向地球索求，只取需要的量。運送加工冷鏈管理符合現代需求，尤其海鮮食材。最後一關是烹飪者的好技術和好心情。以上能達成的項目越多，食材能量密度越高。

在養生法的選擇上，也一樣不宜貪多。貪多不如常做。挑選最適合自己的幾個好方法，堅持做下去，會比你東試一個、西練一種，來得有成效。最怕人云亦云、耳根子軟，看網路看電視、聽鄰居說什麼好，馬上去吃去試。我就親眼看過很多人，明明手中有寶貝卻不知道善用，喜新棄舊，錯過了轉換體質的好機會。這樣很可惜。

享受幸福人生，排沙揀金、去蕪存菁的功夫一定要會。每天練習少一點，少一點雜亂、少一點煩惱。精煉過後的快樂、醇厚，又更耐人尋味。

41 甜美滿足

「給我更多！給我更多！此乃受苦靈魂的吶喊。（More! More! Is the cry of a mistaken soul.）」這是英國浪漫主義詩人威廉・布萊克（William Blake）所寫下的金句。老子也曾說過「知足之足，常足矣」知道什麼叫做夠了的人，永遠都是滿足的。活得最優雅自在的人，總能在夠了的時候，確實知道夠了，總能夠說「我ＯＫ，你先領」，所以即便口罩之亂再怎麼亂，他們的心，仍能找到一個舒適的位置。

常足之人，如果他們會禱告、會祈求，也大部分是爲他人來祈禱請願，「如果最後還剩下什麼，那再留給我就好了。」常足之人，瀟灑的很，鮮少爲了「匱乏」擔心，也不會因爲自己的要求沒被滿足而受苦。他們自給自足，自己就能滿足自己。

活出簡樸富裕，follow甜美滿足三步驟

常足之人，不是貧窮之人，也並非一味追求極簡而強迫自己忍耐不便的那種人。相反

的，他們是最懂享受豐足的。他們擁抱心愛的、能引發一己熱情的人事物，自願放棄與自己本質不相符的人事物，所以在心境上，是甜美的、是寧靜的、是怡然自得的。

是人皆有自我滿足的潛力，以下步驟，能幫助你發揮應有的實力。

◉ **步驟一**：靜心淨心，捨棄非必要之物。

◉ **步驟二**：確定自己喜歡的是什麼。

◉ **步驟三**：盡情實現它、享受它、體驗它。

靈魂之所以會受苦，在明媚陽光下仍像禁錮於牢獄之中處處受限，那是因爲誤以爲「我孤單一人，我一無所有」。或因爲對他人懷抱不切實際的期待，或把對人生的滿意度寄託在別人身上，強迫他人必須按照自己的意思作爲，否則「我」就不爽。如此狹隘的小我，請毫不猶豫地拋棄吧！事實上，每個人都有自我滿足的能力。而當你越了解自己眞正需要的是什麼，就越能正確地將精力投注其中，省去疲於奔忙的勞心傷神。

清楚知道自己不要什麼，你可能也是哲學家

敢說「我不要」，大哲學家蘇格拉底是達人中的達人。某天，蘇格拉底又想在街頭隨

機找人聊一聊、辯一辯哲學，於是他來到當時熱鬧非凡的雅典市集。攤販看他老神在在、一臉富足模樣，以為遇上大肥羊，紛紛向他兜售商品。蘇格拉底一句話帥氣句點了攤商們，「Oh my God！我的神，原來這世界上，竟然還有這麼多我一點都不想要的東西啊！」可想像當時攤商們應該臉都綠了。

我一個在時尚圈的朋友，特別喜歡逛街，正確來說，應該是「Window Shopping」。他熱衷於欣賞這世上各式各樣美好、新奇的設計，但不會眞的瞎買一通，只會選擇極少數與自己氣質相符合的單品。跟蘇格拉底一樣，他也很知道自己不要什麼。

倘若你發現「凝視自心，釐清眞正想要什麼」是件困難的事，那麼，請改用刪去法！對大多數人而言，知道自己想要什麼並不容易，這時候，知道自己不要什麼，也是可以的。用刪去法逐漸縮小範圍，漸漸地也能鎖定目標。

不斷呼喊 more more，無止盡向人討要，圍出一道道慾求不滿之牆，把人關在裡面的是「囚」。而將自己簡化為清爽的一豎，不但不給人添麻煩，還能造福天地人、貫通天地人三橫的人，是「王」！開始精煉需求，生活中的熱情、愉快與甜美時刻，將遠多過於煩惱。

善用循環經濟，進入善循環

「我身邊沒有任何我不需要的東西，我真是超級快樂的！」有一天，我希望能聽見你這樣說。地球資源有限，盡量減少浪費、降低沒意義的耗損，是生而為人的優雅，和禮貌。

零浪費、永續發展、回收再利用，像這類的好事，大家一起來做是極好的！你用不到的東西，很可能是別人的寶貝，所以，去流通吧！比方說看完不打算再看第二次的書，那就可以送人看、捐給圖書館。或到實體二手書店賣掉，北茉莉、中百利，收書賣書都很爽快霸氣。網路買賣也方便，「讀冊」滑一滑，說不定還能撈到想要的絕版書。又，臉書上有個私密社團叫「不要再買了！免費的幻物與幻務」物品跟勞務都可以交換，比方說用百貨禮券換陪老人家下棋兩小時，用你不喝的雞精換你可以喝的咖啡。在這個世界，想要東西不叫「買」，叫「徵」，賣不稱「賣」，稱「換」，貨幣可說是一點用都沒有。

最近我還發現一群年輕人設計的衣物環保處理系統「二拾衫」。到府收衣、消毒整理、棚拍美照、上架販賣，若順利售出，衣物提供者能享有回饋金。我覺得這個循環提案很有心，希望能大成功。還有不少人是流通舊物件的職人，大到檜木菜櫥、小到玻璃古件，被他們重新整理一番後，立馬又能去了好人家。使用舊物的風雅，實際用過的人最知道，用欣賞的眼光去看它、用它，成全了古物的美。

西藏也有很特別的循環系統。我們看待死亡，就好像那人畢業或轉學一樣，不是真正消失只是去了其他地方，人離開後所留下的衣物，會在一個風和日麗的日子被送到佛寺，讓合眼緣的人自取，在佛菩薩的見證下，大家穿多少拿多少不會貪心，衣物幾乎全數都能流通，這就是我們的循環，跟呼吸一樣自然。我在尼泊爾念書是靠贊助的，那時穿的衣服也都是人家捐贈的。每年可以領一疊，大小不合再想辦法去跟同學換。因為接收過人家的好意，現在，我有用不到的好東西，都會馬上拿出來送給合適的人。就算是正在用的物品，有人看喜歡也能隨時拿走，哈哈，傷腦筋耶，好像有點大方過了頭。不過沒關係，我一點都不會虧到，因為不管是物質循環，還是氣血循環、生命能量循環，只要有循環，都能令人活出健康快樂。

從前修行人縫縫補補以穿百衲衣而自豪，現代人穿二手衣開開心心穿出風格時尚，一樣都是不浪費。懷抱善意、愉快地讓自己融入循環經濟中，在處理掉不需要的東西、重新揀選流通物的過程中，你既減輕了地球的負擔，也逐漸找回了自己。

42 少抱怨

世事無常，任何人都有可能「短暫」成爲受害者。班機誤點、被人誤解、工作上被別人的失誤所牽連……要知道，錯誤是有可能發生的，錯誤糾正回來就好。面對它、處理它，無需過度緊張。而想將「短暫」困境所帶來的傷害與損失降到最低，方法也不是沒有。有備而無大患，空暇的時候，就是來做預防工作最好的時候。比方說將收入存一些起來，遇到緊急狀況便能拿出來應急，而不至於讓自己慌慌張張，失了優雅。比方說趁還沒有大病的時候，先把體力鍛煉好、接觸最新的醫療資訊，令身心素質不斷優化升級。萬一遇上突如其來的意外或是流行病，都能較爲從容地去處理。

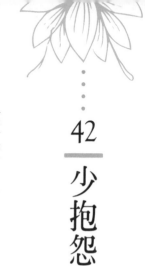

從慢性受害者，緩步走向孤獨死

上頭的都好解決、都不棘手。另外一種比較不好處理，是我接下來要講的「慢性受害者」。聽到「慢性」你就知道，醫學上有所謂慢性疲勞、慢性病、慢性發炎，只要涉及到

「慢性」，言外之意就是這個病、這個情況，是經過好長一段時間累積而成。當然處理起來不可能很快，需要比較長的時間才能恢復到常軌。解釋完「慢性」，那「慢性受害者」又是什麼意思呢？去觀察一下，你身邊一定有這樣的人，老是怨天怨地、怪東怪西，彷彿全世界都辜負他、與他爲敵。自己可憐兮兮沒人愛。

有個老闆，老覺得員工會背叛他，動不動懷疑人，以至於辦公室每隔一陣子就換一批人。弄得人心惶惶，逼得最忠誠、最老實的好員工爲了生計，最後都不得已叛逃，遇上好機會就提前換工作去了。

慢性受害者「一朝被蛇咬，十年怕草繩」，誤以爲困境是永恆的，所以一直陷在被害情緒中，不能出來。起初是不願，後來是無法，所以就一直被困著。若人習慣性以被害者自居（以博取關注、同情），那可是會吸引厄運上門的。心中所念所想，想久了，肯定會實現。最後，還就眞的成了永恆的受害者。或一蹶不振，或者孤老終生，趕上最近正流行的「孤獨死」。留不住財富、留不住健康，也留不住願意眞心相待的親友。

喜無常樂無常，困境，亦無常

世人皆因無常苦，殊不知，苦亦無常。了解到這點，以後即便遇到任何委屈、任何困境，你要知道，令人討厭的窘境，肯定有結束的時候。等一下就過了，而過了就過了，千萬不要手癢再去按下重播鍵，不斷回放，並反覆咀嚼恨意與悲傷。

對內、對自己，要記住，困境是考驗、是考試，考過了就沒事。眞正的困境不會永遠糾纏，它是無常的，只有自己妄想出來的假困境，時間長了弄假成眞，才會陰魂不散侵蝕人、腐化人。而對外、面對那以被害者自居的人，若非得和他相處一陣子，請試著去理解去諒解，那可恨之人必有可憐之處，對方肯定正因爲某些原因，才把自己給困住了。請試著不與之爲敵，多包容，一方面不樹敵才是眞正無敵，一方面，也是在避免自己落入他的困境之中，與之同化，並喪失了原有的清明。困境無常，除了自己，沒有人能讓自己永遠委屈。當人花時間怨天尤人，一不小心就會錯過離開困境的時機，而通往幸福的路，還得自己走。

同一個泰國、印度，不同的是玩心

跟朋友吃飯，飯桌上聊起旅遊話題。一對老夫老妻剛從泰國玩回來。堅持吃純素的太太說：「唉，一天當中只有飯店早餐最好吃，其他都沒東西吃（現在知道住台灣吃素有多方便了吧）。」先生也氣噗噗，「泰國人很會騙人，連去便利商店都故意少找錢（我眞心覺得只是剛好遇到數學不好的店員而已）。」平常老愛拌嘴的夫妻倆難得口徑一致，下了結論：泰國不好玩，千萬不能去！

另一對小夫妻不這麼認爲。「東西很好吃耶，我特別愛喝他們的Tom Yum Goong（酸辣海鮮湯）。」「很多歐美人都喜歡來曼谷度假，同樣的國際連鎖飯店，在泰國價格就是比較划算。」「恰圖恰市集帆布包兩百泰銖不到，多買老闆還主動打折。」「每天按摩按到爽，有泰式的、印度式的、藥草球什麼的，放鬆就是要來這種地方啦！」「在曼谷叫Uber很方便耶，不會講泰文也沒關係，司機遇到我還很開心跟我練英文。」小夫妻異口同聲，下次還要再來住上個把月。到底是不是去同一個地方啊？難道宇宙中眞有平行時空嗎？同樣一個泰國，在老夫妻、小夫妻嘴裡，竟如此不同。

我曾在印度住了很長一段時間，我發現，大家對印度的評價，也是天差地遠。有人說：「到處都是牛糞，髒死了。」「每天都烙賽。」「反正很咖哩就是，簡直活受罪。」「一岸在燒東西、另一頭居然還有人在洗澡，好落後。」另一方人馬跟我的印度印象比較符合：「恆河眞的很美。」「我好喜歡他們女生穿的沙麗（Sari），顏色眞多眞漂亮。」「下次還要帶其他朋友來學瑜伽，我腰酸背痛的毛病都好了。」「哈哈，我是螞蟻，印度甜點超合我胃口。」「沒來都不知道，原來咖哩有那麼多種，味道比我以前吃到的更強烈、更有層次、更豐富，簡直是一場味覺大探索。」這，也是同一個印度。

打開心胸，靈魂維度才有可能提升

去同一個國家，玩回來的心情怎麼差這麼多？因爲視界的維度不同，也因爲關注的方向不同。人若處處想挑剔、想抱怨，即便去到瑞士、西藏這種好地方，還是能找出一卡車讓自己不滿意的雷。相反的，你若是Open-minded、思想開明又豁達，那就算去到最不方便的旅遊地點，也會覺得很有意思、很特別。

一次次關上心門的刺蝟人河豚人，活到老挑剔到老，即便走過再多路經歷再多，至始至終也只能當一隻氣噗噗的刺蝟或河豚。我常說，開心一天，你就賺到一天。每一回當你打開心胸，與跟你不一樣的人事物接觸，你又再次提高了視界的維度。隨著一次次出走，你逐漸蛻變成一個見多識廣、行萬里路的世界人、自在人。

「旅行、修行，都是在找自己，向內心深處的遠遊」。難得參加一次地球之旅，沒有抱怨的時間，只有體驗的時間。願你在一趟趟向內心深處的遠遊中，與那個充滿智慧的自己，再次歡喜相遇。

43 拋棄繼承不良遺傳

說到繼承，你希望祖先留下什麼給你呢？幾塊土地，太棒了！幾棟房子，好喔好喔，幾個事業體，好像有點麻煩，但還是可以學著如何經營。事業、不動產、現金，這些一般人都很喜歡，但要是債務呢？那還是趕快放棄繼承比較好。

除了看得見的債務報表，那些肉眼看不見、寫在DNA裡的遺傳指令，其實也是可以放棄的。即便家族裡肥胖、得癌症和糖尿病的親戚很多，你仍能透過優化心念、飲食，妥善處理壓力、情緒，以及選擇較為健康的生活型態……透過這些手段，讓你大唱「我們不一樣！」我很認同遺傳學家法蘭西斯・柯林斯（Francis Collins）說的這句話，「基因將子彈上膛，而扣下板機的是外在生活環境。」不讓疾病顯化出來糟蹋人，這即是預防醫學存在的目的。

懂得如何重塑DNA記憶，你不但能終結祖先留下來的「病」，還能「重寫」，就像是把負資產變成正資產一樣，然後代代傳下去。

學會不吃藥的預防性養生

相較於一般大型教學醫院，我們診所的問診時間相對寬裕，不管初診回診，只要對方願意說，我們也都很願意聊。別小看閒聊，很多病因，就是在這閒聊之中給找到的。一般來說，大家所懼怕的，是因罹患疾病而出現的各種不適症狀，難睡、疼痛、不安、不適、頭痛、過敏……這些屬於「結果」。而我們醫生更關心的是「原因」。及時找出病因，就有可能完全治癒。聊著聊著，我還發現一個有趣的現象，很多人喜歡自己做醫生自己買藥吃，或去醫院拿一堆藥，卻又不照規定吃。我認爲「自己做醫生」的積極意義在於要做自己的上醫而非庸醫，不亂吃藥，不吃沒必要的，而該吃完一個療程的，確實吃完。平日裡，經常練習不吃藥的預防性養生法，才是眞正對自己好。

除了自己當醫生，「自己下診斷」也很常見。像是「親戚好幾個都有XX癌，好像我們家的人體質都容易得這個。」「我這是家族遺傳啦，我老母、我阿嬤都有糖尿病，所以我血糖高一點，那也很正常。」「我們全家都偏濕，醫生你能幫忙去濕嗎？」我就開玩笑說，我推薦附加空氣清淨功能的除濕機，這樣除溼最快。附帶一提，若全家都偏濕，那至少要從飲食習慣與居住環境兩方面來調整。

很多人生病，自己找原因時，容易往基因、遺傳方面找解答。認爲家人如何，自己也必然會怎樣。有預防觀念非常好，但無須過度緊張。外在環境與個人習慣、信念對我們的生物機制都具有相當的影響力，基因表現得怎樣，不是遺傳說了算（除非你毫無作爲），當你有意識、覺醒地去改善自己，那麼，遺傳占的比重就不會太高。

簡單來說，當生物有新的成長途徑、新的環境刺激或新的食物來源時，若這些「新」，對你是有益的、正向的，very very good 好棒棒，你就可以除舊布新，重新做一個好人、做一個非常健康的人。

四個方式，助你告別不良遺傳

遺產上，負債可以放棄繼承。而家族集體代代所創造出的健康負分，其實也不用照單全收。遺產跟遺傳在某一程度上相似，如果你不想要的話，記得要做放棄這個動作。怎樣放棄？透過以下四種方式。

◎刪除不良記憶

「長期低落的人免疫系統也較無力」、「積怨深的人細胞癌變機率高」、「感到孤單的人，腦退化的情形比較嚴重」各種科學研究去比較健康與不健康的人，找到了許多心與身相互影響的關聯性。總結來說，人若反覆播放負面記憶、受委屈、被欺負的畫面，相當於一再「受害」。無形的「想」、腦海中的畫面，都能對健康產生實質的影響。能原諒他人對自己是最好，否則就像是自己喝毒藥卻期待別人會受苦一樣，根本就懲罰錯了對象。

人出生時DNA裡就已經乘載著大量記憶，這你已經沒得選。但你可以選擇遺傳訊息表達的方式，並且，透過心念跟實際生活舉動，去把那些你認爲不良的給刪掉。然後，拜託，寫一些好的進去，累積健康方面的福澤，後代子孫也用得到。

◎一定要快樂喔

研究受虐兒童，學者發現，即便有不快樂的童年，但如果這孩子日後理解到有人關心他、支持他，那他就會比其他受虐兒活得更好，可減少八〇%左右的健康風險。有宗教信仰的人，能透過閱讀經典、禮敬神佛、遵守戒律、利他布施等種種方法來修心，得到相當程度的快樂與寧靜。如果沒有宗教信仰，請記住這句話「一切都是最好的安排」。不要罵、不要怨，要快樂！宇宙最高智慧對你的眷顧，絕對是相當客製化、相當完整而足夠的。請用快樂的心情，收下各種禮物吧！

◎能動就別老坐著

如果能養成這個好習慣，你的身心，甚至是靈性，都會出現良善的轉化。請務必親自嘗試看看。一天七千五百步，起步，走！

◎吃少一點但好一點

爲自己、爲地球糧食，減量三〇%，也就是少吃一餐。這是少吃一點的部分。至於吃好一點呢？我這本書推薦的飲食清單，不管是抗發炎飲食、哈佛推薦的十大超級食物、選擇高能量密度的食材，還是一種以多元化植物性飲食爲主的飲食法，都是在讓你吃好一點。這裡說的是以植物性飲食爲主，意思是蔬果全穀物高占比，但並不排斥奶蛋魚肉。我之所以會這樣推薦，是因爲現在有越來越多大型研究顯示，完全素食者在中風、罹患阿茲海默症風險上都比較高，還有一些額外的健康隱憂。如果你決心長期茹素，請注意維生素D與維生素B_{12}的補充，並留意鐵質與蛋白質失衡的問題。

別把命運全然交給遺傳，除非你們家專出人瑞。靠以上這四張王牌，你就算沒拿到同花順，至少也有四張A。人生路上，健健康康贏得漂亮！我希望大家都能這樣。

44 謝絕腦疲勞

人類社會正式進入到資訊時代，也不過才六十年，卻已經衍生出一堆「網路文明病」。網路方便、什麼都查得到、人人都能發表意見、資訊品質不一，若照單全收，資訊爆炸，頭腦也會累到爆炸。醫學上稱爲腦疲勞、腦過勞。

腦疲勞不是病，但胖起來還真要人命

沒錯，你不是因爲吸空氣才變胖的，也並非「連喝水都會胖」。腦疲勞的人，經常不自覺出現一些低自制力行爲，其中就包含大吃大喝大醉一場。平常興趣在哪、特別喜歡做什麼，就容易往那方向失控。衝動購物、衝動飆車都很危險，要嘛荷包危險，要嘛路人危險。

筋骨有筋骨的勞損，太疲勞不休息，就是酸痛腫脹、發炎、關節退化這些。腦也有腦的勞損。大量刺激大量資訊無法排空，也會出現病變，比方說蛋白質斑塊堆積，擾亂神經元傳遞，造成記憶、感知、一系列心智功能受損。腦疲勞的人，身心都會出現一些變化。察覺徵兆，即早喊卡，疲勞是可以逆轉的。若等到勞損階段，就已經出現一些「損」，這時身體還要花特別多力氣才能修復，會比較累。

當機了嗎？燒腦過頭，你可能……

好煩啊好煩啊，看什麼都煩。冷淡、冷漠，遇到麻煩事都想冷處理或不處理。記憶力不好使，丟三落四，如果耳朵不是黏在頭上，搞不好都給弄丟了。閱讀紙本能力下滑，讀錯讀漏或根本讀不了兩頁。在策畫一個計畫時，感覺比以前吃力。對本來感興趣的事，提不起勁。心情容易低落、憤世厭世、覺得自己有點悲慘，空虛寂寞冷。

這時候，你可以

◉ 好好睡覺，好好做夢。
◉ 珍惜無聊時刻，勇於放空。
◉ 避免再去使用機能性提神飲料。
◉ 簡單過生活，慢活樂活。

◉簡化行程，排鬆一些。
◉封鎖垃圾訊息與廣告。
◉攝取有益於大腦的好油。
◉收起手機，到戶外走走。
◉避免在惡劣心情下做討厭的工作。
◉吃各種顏色的新鮮蔬菜幫助大腦抗氧化。
◉從本書挑一個你喜歡的方法，徹底放鬆。
◉自覺心智功能嚴重受損時，尋求專業醫師協助。

「做夢，是爲了遺忘」我一直很喜歡這個說法。擁有足夠的睡眠時間很重要，因爲大腦在人睡覺的時候，會進行斷捨離的工作，篩選、刪除、建檔、精煉白天所獲得的一切資訊。熬夜或太早起，垃圾來不及清完，越堆越多，當然思路就很容易卡卡不順暢。不要覺得睡覺啥事都沒幹，是在浪費時間，不只大腦代謝廢物，身體很多修復、再生工作都是趁人睡著的時候進行。想要有更好的工作成就、優異的學習成績，有足夠的深層睡眠，是一定要的。

我很欣賞能完全放空的人。這樣的人，比別人更有機會活到九十、一百歲以上。資訊時代人手一機，許多人怕無聊，怕空白，一有空檔，不關心一下手機就好像哪裡怪怪的。跟睡覺一樣，放空，也有它的功用。你的意識看起來像是停擺了，事實上是換成潛意識在處理資訊。一流的創意工作者都很懂得如何放空，旁人看上去以爲他在偷懶，事實上他是在讓好點子生成。

做你不喜歡的事，帶著厭惡的心情去做，特別容易腦過勞。那，該怎麼辦？不喜歡做的事，通通不要做？是的，沒辦法激起你熱情的人事物，能放棄就放棄吧！如果不能，那就要爲你討厭的事，找出積極、正面的意義，做起來開心，比較不會過勞。那要是找不出正面意義咧？如果是這樣，那你還做它幹嘛？人生就這麼短短一瞬，要是現在做的任何一件事，不能讓自己更好、不能讓世界更好，那其實也沒有做的必要。不如把時間跟笑臉，留給對的事和對的人。

回歸平衡，結出長壽健康之果

交感神經太過活躍、運作過度的人，基本上就是將自己暴露於腦過勞與腦早衰的風險中。過度的使用，耗氧量大增，氧化壓力升高，微血管受損，這就是生病的因跟果。

交感跟副交感，一快、一慢。學會慢、學會平衡，生命之樹就會結出長壽之果。

慢……慢……慢……，舒緩腦疲勞，慢慢深呼吸、漫步在河邊、細讀一本好書、靜坐靜心，也可以放慢步調享受空氣、享受陽光。如果你常常迅速開好幾個視窗、同時間處理多個訊息、猛按螢幕打怪玩手機遊戲、瘋狂傳訊息聊天，上網飆速之餘，別忘了切換「慢時間」，均衡一下。

心好累的時候，別忘了你永遠都可以這樣說：「謝謝大家的厚愛，但我現在想要休息一下。」簡化、精煉後的人生，優雅告別腦疲勞。

45 開啓心的免疫力

新冠疫情爲我們上了寶貴的一課，現在大家對於預防感染、避開病原微生物、健全自身免疫力這些方面，都有長足的進步，甚至連生活、社交習慣，都爲了避免交叉感染而有了全新的進步，我覺得這樣很好。而在後疫情時代，健康重新布局的重點，在於「比昨天活得更好」。

尤其人過了四十歲，更應該重新調配生活重心，提高對養生的關注度、關照自心自性。別再向以前一樣，爲錢爲名爲家庭一再透支健康。我把四十歲看成是人生下半場的轉捩點，這時期，很多器官的退化已經開始或即將開始，而過去所累積的種種不良生活習慣，也即將以病痛的方式顯化出來。女性更辛苦，還多了一個荷爾蒙分泌改變的問題。年初，我們戰勝疫情，接下來，我們要戰勝從前的自己，不但不讓健康走下坡，還要活得比過去任何一段時期，都來得更精彩。

用心靈的力量，調控健康

你一定有聽過「智商ＩＱ」，聰不聰明就看這個，被日媒封爲「天才ＩＴ大臣」的唐鳳政委、英國宇宙學家史蒂芬霍金、提出相對論的愛因斯坦，以及對繪畫、解剖、天文、物理、建築無一不通曉的博學家李奧納多達文西，智商都遠遠超越常人。但如果是老闆要找員工，高「情商ＥＱ」的求職者可能又更受青睞一些。在西藏，ＩＱ、ＥＱ高高低低都不怎麼要緊，我們更關心的是ＳＱ，靈性智商（Spiritual Intelligence Quotient）。這不是說你擁有很多跟靈魂相關的知識，靈性智商的分數就會很高。重點在於醫者與患者透過探索自己的內在靈性，活出自己的最高版本，同時間也活得健康、快樂又幸福。

我覺得現代人西藥吃得太多，心靈的力量卻發揮得太少。據統計，抗憂鬱、抗焦慮、鎮定、安眠等神經系統相關藥物，每年全球銷售額早在幾年前就已經突破七百六十億美元大關。這些錢要是花在知識分享上，不知道該有多好。透過靈性揚升，恢復人體內建的自癒、再生與免疫力，是我比較喜歡的作法。

就像避開新冠病毒一樣，我們人也可以遠離那些病原性煩惱、避免心毒顯化爲身毒。戴口罩、勤洗手屬於身體方面的預防，心靈的預防醫學，是去覺察、阻斷那些能影響人體小宇宙生命能量流動的諸多煩惱。

排除病原性煩惱，身心靈均安

容易讓身心生病的煩惱主要有「欲求太多不易滿足」、「他人不符合我的期待而生氣，或是對自己生氣」、「對事實的誤解與錯誤的反應」這三類。怎麼處理呢？簡單來說，對付第一類煩惱要戒掉的是「貪」。想要的太多，超過自己所需，那就是貪。不管吃的用的喝的，或在與人、與環境的互動上，只取剛剛好的，甚至還比所需要的少拿一點，就能避免掉很多不必要的麻煩。

第二類煩惱屬於情緒失控的問題。喜怒憂思悲恐驚等種種情緒，原本是一種保護性設計，在各種危險時刻做出即時提醒，幫助人們迅速反應、解決問題。照理來說，危機解除這些情緒們就該退場，但很多人卻任由情緒流連忘返，持續衍伸出新的問題，以至於源源不斷的煩惱，讓人產生持久而無法卸下的壓力。壓力持續時間長，那些原本是來幫助你瞬間提高個體應對能力的荷爾蒙，就成了無所事事的小混混，沒事找事，在你身體裡到處搞破壞，成為破壞你身心靈平衡的搗亂份子。所以說，盡量令情緒維持在雪花狀，它們自然會融化，而不要把它們積累起來、滾成一顆失速失控的雪球，基本上就很安全，對健康不會有絲毫妨礙。

第三類煩惱「對事實的誤解與錯誤的反應」，這個最棘手，必須完全開啟智慧之心才能完全解決。悟道可以是一分鐘的事，但也可能需要十年、二十年。首先，你要保持心的開放（Open-minded），不帶任何偏見，如同海納百川，先要有這樣的海量。再來就是靜心淨心，能靜、能定，逐步恢復覺察力，不被世間幻相所迷惑，同時也不被自己所欺騙。最後，懷抱利他的善意、暖意。能做到這些，基本上你不會有任何煩惱和病痛。但請不要給自己太大壓力，探索自己的內在靈性，只要願意開始就行了，花一分鐘證悟，或是花幾十年證悟，結果都是一樣的。

防心靈的疫病，三步驟帶你一步步走入健康

若能證悟你就無敵了，但在此之前，保平安的方法還是要教你。分三步驟來說。

◎步驟一：遠離能量紊亂的場所

孟母三遷是大家最熟悉的例子。孟母避開墳地與殺豬的，斷絕了孟子以墓間之事與殺伐炫賣之事為遊戲的可能性，改住到學堂旁邊，在追求知識的風氣的浸染下，成功教養

出一代名儒。流行疫病盛行之時，大家會互相提醒，少去人多的地方避免感染。心也是一樣，加入了喜歡以抱怨為主題的小團體，或是老處於咆哮聲不斷的環境裡，不知不覺自己也會變成那樣的說話習慣。

◎步驟二：保持心的高度專注、覺知狀態

當然能避開感染源是最好，但若身不由己非得待在那樣的地方，就要有覺知地去開啟心的免疫功能。不跟著抱怨是最基本的，然後要特別注意說出口的用字遣詞，避免把過錯推到他人頭上、避免悲觀式的看待事情發展。用不著附和，也不要以相同的責怪方式，去責罵他人。若以咆哮回應咆哮、以歇斯底里對付歇斯底里、以暴力壓制暴力，那其實自己也已經被同化了，千萬不要這樣。

◎步驟三：經常使用內建於自心的智慧

智慧能幫你看見眞相。智慧能幫你換個角度想，而這個角度，是對全體都好的角度。智慧永遠能幫你找出千千萬萬種方法。「他之所以會這麼難搞，也是有一些原因的。並不是針對自己。」「何必期待別人為自己做什麼，自己做掌握度更高，更好又更快。」「其實我不需要那些東西來襯托自己，我自己本身就是一個美好的存在。」「不管遇到什麼鳥事，

太陽下山以後所有『鳥』都各回各巢，明天將有一個新的開始。我可以讓它變成一個好的開始。」「生氣不如爭氣。浪費時間去爭執、爭權、爭產，不如選一個值得付出的標的，不斷精進。」

與其埋怨暗路，不如用智慧點燈。開啟心的免疫力，你可以百毒不侵、超然自在。

46 製造快樂

仔細想想「幸福」這種東西，它到底是什麼呢？不少人把它當成一種「目標」，放在遠遠的未來，心想「等賺到一億，我就會幸福。」「如果某人都照我的意思，我才能擁有幸福。」「能有一個錢多事少離家近、權高位重責任輕的工作，最是幸福。」站在醫生的角度，幸福無疑是一帖神奇良藥，它同時也是能幫助人維持各項生理機能的完美營養補充品。能確實感受到幸福快樂的人，免疫機能較健全，且體內生命能量流動順暢無阻，讓人在血壓、血糖、血脂等各項生理數值上，交出漂亮成績單。

眞正幸福之人，即便生了病，多半也能恢復得很好、很快。稍微調整一下，馬上就能重新找回身心靈的平衡。

「笑口常開，健康常在」不只是老生常談，它還是個已被證實的科學事實。幸福快樂的感受，有效地阻止了死亡荷爾蒙的異常分泌，這裡我說的死亡荷爾蒙是腎上腺皮質醇。它一旦失控，對人的身體將造成全面性的破壞。而在另一方面，幸福快樂的感受還能起到激勵作用。激勵誰呢？激勵你我都很需要的免疫作戰部隊。部隊成員包括NK細胞、T

淋巴細胞、B淋巴細胞、巨噬細胞、單核細胞、樹突細胞等，他們的任務是幫你阻擋外來感染、也幫你找出藏在體內的恐怖分子。英國科學家追蹤乳癌患者的存活率。結果不令人意外，生病時感到萬分絕望的患者，存活率最低。而抱持積極樂觀態度，決定幸福快樂地繼續活下去的那組，成功離癌（Cancer-Free）的機率特別高。

就跟練肌肉一樣，練習幸福

你經常想起讓你感到幸福快樂的事、每天大部分時間心情都很好、樂觀地去體驗人生的酸甜苦辣，如此，你不必打針，也不用吃藥，NK細胞就自然會有很好的活性，幫你除暴安良、維持體內和平。所以啊，幸福這麼好用，千萬別把它擺在人生的盡頭，它不是一個目標，而是你生活中點點滴滴快樂的片刻！最棒的是，你可以製造它、收下它、盡情回憶它。讓幸福快樂的療癒力、對身體的重整力，發揮到極致。具體怎麼做呢？我有三個方法。

◎自己的快樂自己做

想擁有幸福，必先有所行動，特別是缺少幸福Data的人、回憶起來盡是些狗屁倒灶事的人，以前怎樣就不管它了。從現在開始，要盡量幫自己製造一些未來回憶起來，會讓你嘴角上揚、幸福滿滿的樂事。

打破自己的紀錄、吃到一道令人感動的佳餚、帶小狗去草地上奔跑、暗中幫人一把、跟好友去沒去過的地方旅行。也可以選一首你的人生主題曲、一首好聽的歌。或者聞到一種你喜歡的味道……。而我最喜歡的是，專注完成一項任務。提出「心流理論」的心理學家米哈里．契克森米哈賴（Mihaly Csikszentmihalyi）透露：「最好的時刻總是發生在一個人自發性地發揮身體或心智的極限，完成困難和有價值的事情時。」在這個淺薄化、一次開很多視窗、容易分心的數位化時代，專注、深入、誠摯地全心投入去完成一件事，過程中是非常快樂的，請務必親自體驗看看。

◎幸福回憶，越想越快樂

現在，你已經有了許多美好回憶，別忘了把它們當作護身符。在你沮喪、厭世、感到孤單時，把這些回憶再想過一輪，有助於壓力釋放，擺脫死亡荷爾蒙威脅。若想遠離失智，那些被愛、被關懷的美好經驗，就是你心裡的良醫。種種幸福回憶，還能幫你找到自己的位置，當你在任何一個時空迷航時，它們是最好的宇航員，引導你從困頓的悲觀情緒中脫身，讓你知道自己是誰，讓你回憶起如何使用那蘊藏在自心裡、源源不絕的神奇力量。

◎寫一本幸福祕笈

不要把幸福當成遙遠未來的目標，它是你可以時時刻刻享有的快樂片刻。「心無旁騖靜心靜坐時我很快樂」、「療程逐步改善客人體質的時候」、「看到天眞無邪的一群小孩嬉鬧玩耍時」、「下班步行回家時」、「演講講到笑話時，看到有人笑得很開心」、「診所裡的備品都放得很整齊的時候」、「坐在大樹下，剛好涼風吹來的時候」、「斷食三天，褲頭變鬆的時候」……這些是我的快樂時刻。把快樂的體驗、經歷寫下來，文字化或圖像化，你就擁有一本專屬於你、獨一無二的幸福祕笈。經歷一次，又寫一次，你等於擁有雙倍的快樂。

最後，當你成爲幸福快樂的載體時，別忘了發揮你的影響力，將這種美好的感覺渲染開來、傳遞出去，它將成爲聖火，照見一切隱晦的虛妄與幽暗，並讓它們，不攻自破。

47 超能力

人是很特別的造物。人的意識可以在過去、現在、未來間光速穿梭。過去種種爲我們提供了資訊，而未來，啟動了我們的想像力。看在其他動物眼裡，這種來回穿梭的本事，簡直就像是一種「超能力」。

不過，水能載舟亦能覆舟，若這超能力沒用好，一不小心就有可能被反噬。能爲人迎來健康幸福的超能力，也有可能產生的是破壞力，令人陷入愁雲慘霧中無法自拔。比方說活在過去的悔恨中、活在對未來的焦慮中，這些都是沒有必要的事情。

過去未來有用無用，選擇權在你

但我不是叫你完全抹滅過去、忽視未來，當一個只會傻笑的小傻瓜。過往、記憶、經驗像是提供養分的土壤，你可以大大方方使用它們。但完全沒必要因爲十幾天前某人說了某句話而反覆傷心，同樣也沒必要爲了十幾年前一個失誤繼續折磨自己。

過去，之所以稱爲過去，就是因爲它已經過去了。從中獲得有用的訊息？還是耽溺、受苦於從前的某個情境中？選擇權在你。未來，也是一樣的。因爲它還沒來，所以才叫做未來。你可以善用你的超能力，爲自己漂亮精彩的人生發揮最棒的想像力，當然也可以緊緊張張、不斷焦慮，用那還沒發生的事，或甚至根本不會發生的事，來折磨自己。選擇權，同樣在你。

世事變化多端、無常。所幸我們擁有超能力，包含能累積經驗的超強記憶力，以及能實現所有不可能任務的無敵想像力，因此，在這無常的日常裡，能時刻怡然自得。

動物學不來，這招只有你能學

爲了讓這超能力能充分發揮實力，請跟我一起靜心淨心，重新校準。

◉ 暫停→轉化→著手

◉ 捨棄→選擇→聚焦

「暫停」活在不是現在的時空裡太久。意思是你別老待在過去的愁雲慘霧中，也不要一直活在不切實際的白日夢裡。「捨棄」放棄無謂的妄念、雜念，輕輕鬆鬆、爽快地走進現在。

打開覺知，清醒地活在當下，「轉化」雜質成珍珠，就像貝類做的那樣。「選擇」最好的選擇，盡量地正面、優雅，帶點幽默感也是極好的。

過去是記憶力、未來是想像力，唯有當下，你能發揮你的創造力，去完成自己。「聚焦」、「著手」，所有好事情才有可能真正發生。

靈性揚升的啦啦隊，智慧手印

古印度修行者從前練功是一個人跑去山上獨居的，物質條件不很充裕，吃穿住都是最低用度。那，生病了怎麼辦？當然也沒有藥可以吃，修行者只能靠自己。

他們平常除了做瑜伽保養，還會透過打手印來調控身心靈平衡。人的五根手指頭，分別代表地水火風空五元素（關於五元素，有興趣可以去看我第一本書《不生病的藏傳養生術》）。

透過各式各樣的手印，可矯正人體五元素的失衡狀態，藉此，修行者能鎮痛、感善循環、強化心肺、提升整體健康……不同的手印能帶來不同的療癒效果。

圖中示範的是「智慧手印（Gyan Mudrā）」（圖17），這一個相當古老且威力強大的手印，打這個手印，再搭配靜坐，對於靜心有1＋1大於2的效果。動作很簡單，就是大拇指（火元素）指尖與食指（風元素）指尖接觸。其他指頭中指（空元素）、無名指（地元素）、小指（水元素）皆自然平放即可。

曾有印度醫師建議過動的孩子，藉由智慧手印來撫慰自身的躁動與不安。智慧手印也有人翻譯成「知識手印」，光聽名字就知道，它對學習很有幫助。智慧手印不但能為你贏來平和、安詳的心境，轉化負面情緒為正向動力，助你在靈性修持上能有所提升。

藉手印調節地水火風空，因關乎各元素的消長，過猶不及，有些不能亂打，許多手印都有左右手、單雙手或時間、姿勢上、性別上的限制。但這個智慧手印則跟合十手印一樣，幾乎沒有任何限制，不分男女老幼，你靜坐時可以做、會議中可以做、單手雙手都可以做，甚至等人、搭車的任何零碎時間，通通都可以做。大腦智力、記憶力、學習力、專注力全方位提升，沒有什麼比智慧手印更快更方便的了。

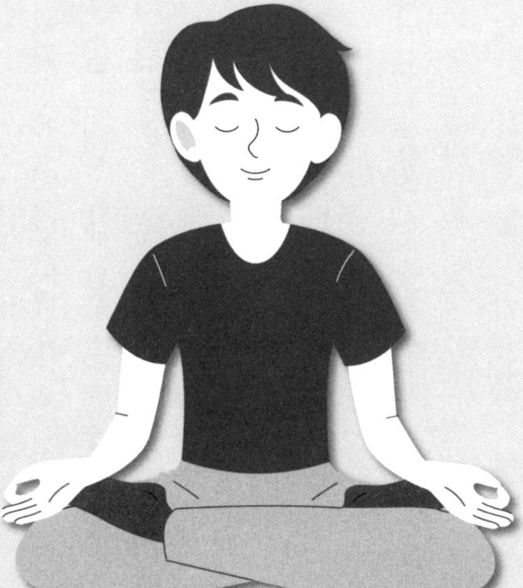

圖 17　智慧手印（Gyan Mudrā）

48 融入宇宙之心

我看過很多病人，心裡都有很多煩惱。我就勸他們，「心情好，把人生過開心一點，生病才好得快」，不過到底是因爲煩惱很多才生病的呢？還是因爲生了病而有許多煩惱，這是一個雞生蛋蛋生雞的問題。好消息是，不管是前者還是後者，都有解。我開的處方是「捨妄我」。既然那個充滿妄念的小我讓你不開心，那我們就跟它說掰掰吧！把它丟掉就沒事了。

天下本無事，妄心自擾之

妄我是什麼呢？比較自私自利的那個我，只求自己利益的那個我，經常莫名其妙生出很多妄念，比方說，人家要害我啦！人家在說我壞話啦！人家看不起我啦！種種嫉妒、攀附、比較、抱怨、算計、計較、怨恨、自我看輕、自我哀怨、自我放棄……，都是莫名其妙的錯誤妄念，根本沒有的事，妄心自擾之。

如果你曾因貪嗔癡慢疑這五種心毒而感到不舒服，不管是別人有這五毒讓你不舒服，還是你自己有這五毒弄得自身不爽快，都可以透過靜心淨心，來自淨其意。面對貪心、愛生氣、無知、傲慢、猜疑這五毒，各有五種解毒劑很好用。解毒劑倒下去，所有妄念雜念都能開成美花。

◉給出去、捨得給人，不管給得是金錢、禮物、金玉良言，或是予人勇氣，都可以，「捨得給」是貪心的解藥。

◉替人著想、同理心、同情心、能感受到他人的苦而希望他不要那麼苦，這樣的「慈悲心」是怨恨心的解藥。

◉多讀好書、善用網路資源學習、多旅行增廣見聞、離開同溫層到別層生活看看、跟有智慧的長者多多相處，都是開智慧的好方法。「智慧」是無知的解藥。

◉自以為了不起的傲嬌，解毒劑也是「智慧」，或者去親近壯闊的大自然也可以。西藏人習慣去欣賞高大的雪山、神山，令傲慢心消融於無形。自己真那麼厲害嗎？仔細看看，光在地球上就是山外有山、人外有人、天外有天，目光狹隘見識短淺時，才會誤以為只有自己最厲害啊！

◉猜疑，不管是懷疑真理、懷疑自己，還是懷疑別人，都是因為缺乏信心、信念。升起「善心善念」是對治猜疑的解藥。

來試試無敵特效藥，無我

覺得清五毒要用五種解藥太麻煩？有沒有一種無敵特效藥，可以一次解決五毒？有的，還眞的有。這種無敵特效藥叫做「無我」。請詳記以下使用說明。

首先你要捨棄妄念，透過「利他利人利環境利宇宙」來捨棄自我中心的想法。你試著不爲自己，去做一項好的決定、一件好事、一個出於善念的分享，不論善行多麼微小或多麼偉大，都能幫助你無我地融入所處的時空中、融入宇宙之心中。等到你融入至無二無別的程度，你就成功了。當人不爲一己之利爲出發點，而是爲眾人、爲大環境、爲所有生命做考量、發出善意，這就是融入宇宙之心中，無二無別，最舒服、最理想的狀態。

現在，請讓我們一起體驗這樣的舒服。

謙卑謙卑再謙卑，練習大膜拜2.0

我們西藏人轉山、朝聖、上佛寺的時候，常做大禮拜，藉由撲倒在地這個動作，來降伏傲慢心，謙虛地把自我姿態放到最低，讓妄我自動消失。取大禮拜的謙卑之意，結合物理治療概念，我發明了大膜拜。上一本《靜心．淨心》有教過，今年我又做了簡化與改良。

進階小撇步：十指用力撐開。走手部的大的經絡系統有六條，包含手三陰經、手三陽經。武俠小說裡的六脈神劍，指力所及之處，無不如劍。其中六脈就是這六條：手太陰肺經、手陽明大腸經、手少陰心經、手少陽三焦經、手厥陰心包經與手太陽小腸經。十指前端的重要穴位非常多，少商、少澤、少衝、關衝、中衝、商陽。在練習大膜拜的時候，十指用力撐開，意念到達指間，效果會比只是依樣畫葫蘆、隨意比劃，來得有效許多。若柔軟度欠佳，膝蓋可微彎。筋長一寸，延壽十年。筋骨越軟Q不但越健康，還有一個大家可能比較不知道的，就是身體柔軟的人，其實心也比較柔軟。而當心僵化不能變通時，你能透過訓練身體的柔軟度，來轉化、瓦解心理上導致你不幸結果的種種固執與倔強。一開始做大膜拜要是手不能觸地，膝蓋可稍微彎曲。漸漸地，你的柔軟度將越來越好。

雙掌觸地時，保持順暢呼吸三十秒，切勿憋氣。記得下巴要盡量內縮，最好能碰到鎖骨，對脊椎椎體的伸展會比較確實。大膜拜跟大禮拜一樣，除了能調伏自心，也是透過物理性動作，來矯正椎體與關節的偏位。特別是骨盆歪斜、腰痛、駝背、低頭族，持續每天連續做十二回，身體會變得比較輕鬆，舒筋、活血、健骨一次到位。

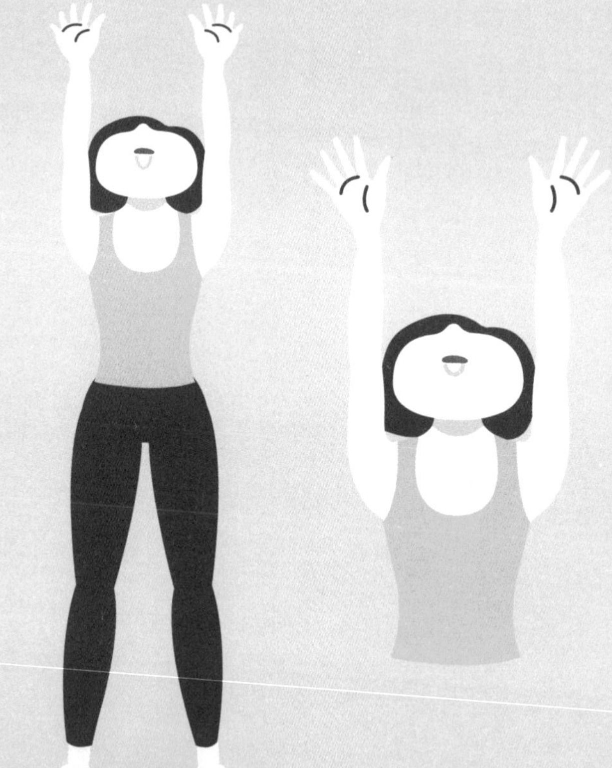

圖 18

雙腳與肩同寬，雙手舉起，十指用力撐開。

圖 19　頭身往後仰。

大膜拜 2.0 分解動作：

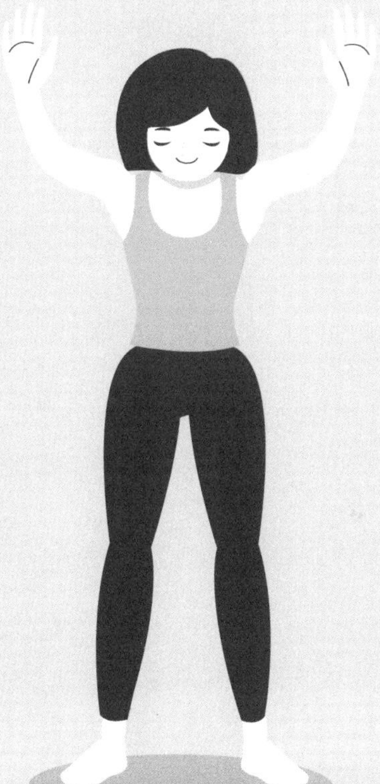

圖 20

下巴貼胸，用最慢的速度將身體往前撲。

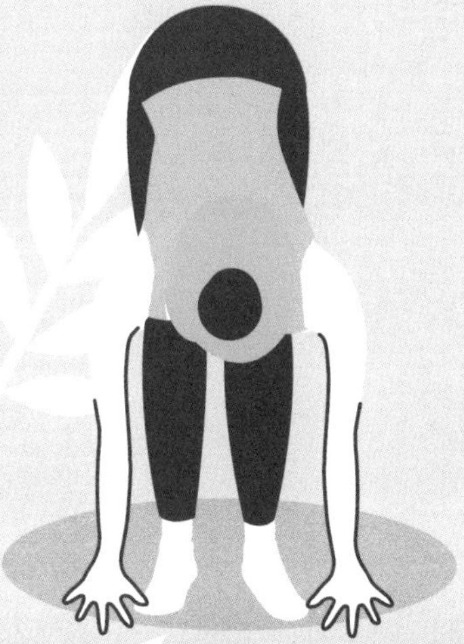

圖 21

雙掌觸地，前彎持續三十秒後，再慢慢起身。

49 細胞自噬

「再這麼不像話，你就給我回家吃自己！」員工一再犯錯，搞到老闆氣噗噗的時候，大家就會聽到這句恐嚇的話。不過，萬一是自己的身體不像話、大大小小、老毛病新毛病不斷，你叫你的細胞「回家吃自己」，卻不是什麼壞事情。

人體的設計是這個樣子的。當食物不虞匱乏的時候，人會做一些長肌肉長脂肪、繁衍後代之類的事情。那要是沒東西吃的時候，難道是躺著什麼都不幹，等看看食物會不會從天而降？當然沒那麼瞎。要是沒有新的營養進來，人的身體會趁機啟動一種資源回收再利用的「細胞自噬（Autophagy）」機制，一方面清理組織中的汙染物，一方面把可再利用的老舊細胞，降解爲更小的分子，然後利用這些分子建構出全新的細胞來。正因爲有著如此美妙的循環再利用機制，幫助我們的原始人祖先，不僅安然度過挨餓的時光，還在沒有醫生的年代，自然而然完成體內淨化、再生與修復的精密工作。

少吃一點，健健康康活久一點

感謝造物主把人類設計成這樣，也感謝日本的大隅良典教授把細胞自噬說得這般清楚。這位優秀的細胞生物學家也因此在二〇一六年獲得諾貝爾生理醫學獎。此外，《新英格蘭醫學期刊》（*the New England Journal of Medicine*）也曾刊登間歇性斷食對促進健康的研究，對人和其他動物而言，斷食不單純只是讓破壞性自由基變少、體重減輕這樣，還具有積極的健康意義，包含改善葡萄糖調節、增加抗壓能力、抑制發炎反應等等，在強化精神力、身體性能與抗病力上，或多或少都有益處。

為了研究少吃一點與壽命延長之間的關聯，科學家從老鼠還是北鼻的時候，就開始刻意讓牠們保有一些飢餓感，一天餵、一天不餵。對照組的老鼠則是天天吃到飽，愛吃多少吃多少。結果飲食有所節制的老鼠，壽命最高延長了八〇％。像這類的研究實在太多太多，雖然大家因研究的對象不同，做出的數據有些高高低低的差距，但結論是一致的：減少食物攝入量，能延長壽命。從預防醫學的角度來看，這無疑是一個控管老化傷害的好方向，同時，它還能幫人省下一部分糧食開支。

我最推薦，十六小時輕斷食

每個人體內都存在著一支精良的醫療團隊，人只要確保他們能順利工作就好。養生，不做多餘的事、不吃多餘的飯，空腹時刻，就是你體內良醫發揮作用的時候。利用斷食來恢復健康、健全免疫力、提高減肥效率、幫助穩定情緒、逆轉特定疾病，全世界已經有很多醫療機構在做這樣的事情，如果你打算第一次就挑戰長時間的斷食，三天、七天、十四天甚至更久，請一定要在專業人士協助下進行。

至於自己在家就能做的，「十六小時輕斷食」是我最推薦的。連續十六小時不吃任何固體或流質食物，但可以喝水。你可以每個禮拜選一天來做，隔天做，就算想要天天做都沒問題。雖然斷食的方法有很多種，但在功效、安全性、可行性、執行力上取一個平衡，我覺得十六小時輕斷食，最適合一般人，也最容易維持。

儘管十六小時輕斷食危險性極低，但還是要提醒一下，若屬於長期營養不良的羸弱之人、體重過輕的人、未滿十八歲、手術中正在復原的人、孕期與哺乳中女性、正在服藥的糖尿病患者，或因其他疾病需隨三餐服藥的人，請暫時不要進行斷食。

飢餓跟苦一樣，不會一直存在

有些病人很可愛，會問我：「斷食的時候如果餓了要怎麼辦？可以喝無糖的珍珠奶茶嗎？」當然不可以啊，只能喝水。人會餓，那很正常。不吃東西你還覺得很飽，那才不正常。人之所以會不健康，很大一部分原因就是因爲明明不餓卻依舊照三餐吃，中間還穿插點心時間，天天吃好吃滿，每天都要處理那麼繁重的消化代謝工作，難怪身體越吃越累。偶爾感受一下飢餓不是什麼壞事。

事實上，我覺得飢餓這個狀態很有意思，它跟苦一樣，都是無常的，不會永恆存在，一定會消失。有時候一波波來，有時候一閃即逝，還有人很久才來一次。去觀察它的生滅、來去，也是一種幫助自己悟道的練習。悟什麼呢？悟「無常」。

苦的感覺、樂的感覺、焦躁與厭煩的感覺，都跟飢餓的感覺一樣，都有消失的一天。靜心者還能更進一步，藉此捨棄妄我、悟出「無我」。若能透過飢餓感，去體驗到人生的「苦」、「無我」和「無常」，你就是一個很有智慧的人。

你遠比你知道的還要強大！認識去乙醯化酶

我身邊有很多熱愛美食的朋友，每次有人對著我喊，「餓死了餓死了，我要去大吃一頓。」我就會回他，「餓一點才不會死，我餓三天三夜都還活得好好的。」自從了解到細胞自噬是如何激活人的新陳代謝與排毒淨化功能後，我常常沒事就會讓自己的肚子淨空一段時間。三天、五天、七天我都試過。我建議大家做的十六小時輕斷食對我而言太容易了，除非有特殊狀況，否則我本來就喜歡遵守過午不食的戒律。少吃一點，對心靈力量的提升有說不盡好處。我有個朋友在進行創作時，也是盡可能保持空腹狀態，工作完了才肯吃東西，「肚子飽了，人就傻了，搞不出什麼好東西」他說。

研究衰老機制的生物學家和遺傳學家告訴我們，永遠不要小看自己，即使在最困難的環境中，人類，都還有辦法生存，甚至，還有機會活得更好。學者發現存在於人體中的去乙醯化酶（Sirtuin），一種能保護細胞的蛋白質，有修復細胞、增強抵抗力的本事。人和其他動物之所以能因為減少食物攝入而減少退化性疾病的發生率，去乙醯化酶就是其中的大功臣。少吃一餐不會死，相反的，你還會生！利用斷食來啟動自癒力的原理，我們的祖先不知道，但他們早就在這樣做。

50 美肌好食

我常勸人去晒太陽，不過愛美的女性都會說：「蛤，紫外線不是很傷皮膚，怕晒老了不好看。」千萬別因噎廢食，爲了減輕負擔，很多東西都可以丟掉，唯獨這陽光，人不能不要。

全光譜的太陽光擁有完整的波長與能量，能幫助排毒、促進新陳代謝、合成鈣質、修復細胞、健全免疫、叫你睡得又香又甜，還讓你心情美麗。拒絕陽光，那健康肯定黯淡無光。若經常閉門不出，又不懂釋放壓力，體內破壞性自由基太多，更容易令皮膚提早老化、又皺又乾。

想養好膚質，你可以靠這些

其實只要避開太陽最烈的時間、不要晒到變紅受傷，再加上營養均衡就沒問題了。做日光浴紓壓、擁有漂亮美肌，魚與熊掌可以兼得。來看看哪些營養對皮膚特別好。

◎維生素C

它能抑制黑色素生成、預防黑斑產生、協助身體製造膠原蛋白、中和有害自由基，並且在你受傷時幫你呼呼，加速傷口癒合。這樣的好東西，當然要省著用，人一緊張，會大量消耗維他命C，經常寬心調息學放鬆，可減少莫名其妙的營養損失。想要皮膚漂亮，或是術後恢復中的人，推薦你吃芭樂，它的維生素C含量是柑橘的兩倍以上。還有櫻桃也很好，很多人探病喜歡帶櫻桃，我覺得很可以。至於茹素者常吃到的香椿，一小把就有兩百五十五毫克的維生素C含量，也算是非常高。情緒穩定的人不容易顯老，吃不多但營養都夠，就是因爲他們省心省力特別會省。減法養生，避免不必要的情緒大波動是最省的。

◎維生素E

避免皮膚乾皺老，要記得維生素E也是抗氧化王。若跟著維生素C一起吃，雙強聯手，護膚、淡化斑痕效果1＋1大於2。攝取維生素E的來源很多，四神湯裡的芡實、葵瓜子、芝麻醬、酪梨、杏仁、橄欖、菠菜、奇異果都可以。皮膚黯淡無光，補了營養卻不見改善，則有可能是「心毒」害的。愛生氣的人，臉上容易長斑、膚色不均勻，而心情陰沉的人，老擺臭臉，通常肌膚也是暗沉不明亮的。告別厚重底妝，每天心情像彩虹，才是肌膚自然而然晶瑩透亮祕密。

◎水分

乾燥是皮膚的頭號敵人。提到水潤肌，除了表層的滋潤與保濕外，喝足夠的溫熱開水，相當於充實後勤補給，也能預防乾燥、長細紋。記住一多兩少當個水美人：「多喝水、少吹冷氣、少洗燙水澡。」長時間待冷氣房，橘子都能變成橘子乾，更何況是人。洗澡不是洗越熱越能促進循環，想要促進循環，勤快一點自己去運動，或打靜脈雷射也可以。靠燙水澡洗出好循環，反而沖走油脂與角質保護層，皮下組織失去屏障老得特別快，一不小心洗成過敏肌，弊大於利。水溫以放鬆、舒適爲宜。越洗越嗨那就是太燙了。此外，洗澡泡澡時身體會排出大量水分，建議在沐浴前先喝一杯溫熱開水，排毒效果更佳。不管運動、洗澡，喝水都是事先補水比事後牛飲來得好，能減輕心臟負擔。

別讓你的膠原蛋白一去不復返

肌膚從二十五歲左右開始老化，也差不多就是在這個時候，如果你什麼都沒做，膠原蛋白流失的速度將大於生成的速度。皮膚組織塌陷、凹凸不平、整張臉垮下來，都是因爲膠原蛋白的支撐力不夠力所造成的結果。

好險，你若維生素 C 跟蛋白質都充足，身體自己就會合成膠原蛋白。比方說高麗菜炒豬肉片，高麗菜富含維生素 C、豬肉是蛋白質，這就是一道可以幫助肌膚保持彈力的家常菜。或是山藥雞湯、南瓜蝦盅、吃鳳梨配煎荷包蛋，只要吃進維生素 C 加蛋白質的組合，等於收下了青春永駐的祝福。

學會合成，再來了解一下怎樣預防損失。「減少自由基的破壞」是重點，避免熬夜、避免心情不美麗，少吃高精緻糖、少吃高溫油炸物，都是很好的預防。學會保養，從此不怕正面迎向陽光，同時也把陰影拋在腦後。

51 孤獨

我一直覺得敢一個人去樂園玩的人很了不起。在樂園這種歡樂地方，放眼望去，不是恩愛小情侶，就是幸福家庭。不管是雲霄飛車還是海盜船，都不可能有一個人的座位，所有遊樂設施，幾乎都是爲兩人以上的遊客所設計的。一個人去玩，旁邊空下的位子好像不時在嘲笑你，「哈哈，你沒有朋友、你好孤單、你是一個人。」

類似的事情，也發生在日本的燒肉店。在日本念書的朋友告訴我，他就算很想很想吃和牛，也不好意思一個人去燒肉店。才剛踏進去店員就會問，「您好，請問有幾位用餐呢？」明明是一個人走進去的，難道身邊還跟著什麼阿飄嗎？你沒長眼睛不會自己看啊？幹嘛要問我有幾個人。我就是一個人啦，怎樣！雖然很想這樣嗆店員，但只要心裡一想到對方聽到只有一人用餐時，很可能會露出那種令人尷尬的詫異表情，唉，算了算了，還是去便利商店隨便買個肉量加大的便當隨便吃吃吧！

孤單一人，有時候，還眞有很多事情沒辦法做呢！

樂園就算了，爲什麼商業促銷也都至少要兩人以上？比方說兩人同行一人免費、預訂蜜月假期送紅酒這樣的好事，一個人，永遠被排拒在外。

新手媽媽們的願望，竟是如此樸實無華

人其實是一種很可愛的生物，心裡小劇場的豐富程度，沒有任何一種動物比得上。「好寂寞好寂寞好寂寞啊！」也只有人，會在孤單一人的時候這樣說。貓熊、雪豹，就不會抱怨孤單寂寞冷，不管有沒有伴，都能盡情做著自己喜歡的事。比方說貓熊，就是一直吃吃吃。

你知道野生貓熊一整年都是一個人，喔不，應該說一個熊住在深山裡的嗎？一山不容二熊，因爲牠們的食量超級大，一熊坐擁一山才夠吃。一年當中，遇到另一隻貓熊只有幾天時間（爲了交配），還不一定看對眼，覺得沒趣，就各回各家啃葉子去了。來自喵星球的貓科動物們，都能隻身一貓獨自在江湖闖蕩。老虎、美洲豹，還有我們西藏的雪豹，這些以強悍敏捷稱霸一方的王者，沒有任何人能強迫牠們做任何事。喵星人通常只做自己想做的事，享受獨來獨往、享受獨立自主的優雅步調。

被奉爲「雪山之王」的雪豹，總在落雪無聲的夜裡，悄無聲息地獨自前行，不害怕人、不攻擊人，但也不跟人打交道、選擇遠離人跡。我常在想，牠的王國能有多靜，一片

白白淨淨，多好啊。在這個噪音年代，也唯獨只有牠，能如此逍遙凌駕於世間的混亂之上。想著想著，不禁羨慕了起來。跟我一樣羨慕雪豹的，可能還有新手爸媽們。

撫育新生兒如同作戰，餵奶換尿布洗衣服、餵奶換尿布洗衣服、餵奶換尿布洗衣服……二十四小時待命，沒有在打卡上下班的。就有老公問老婆想要什麼母親節禮物？「不用給我禮物，也不用吃大餐，給我兩個小時去弄頭髮就可以。」「自從有小孩後，不知多久沒逛書店了。」「小孩你帶去哪裡都可以，我只想一個人靜靜喝杯咖啡，耍廢。」「讓我安安靜靜睡一天吧！」一個人的時候想要兩個人，兩個人的時候又想要一家人，等真的弄出「人命」來，每天被娃操到筋疲力盡時，才領悟到，原來，能夠一個人，是多麼奢侈的享受啊，想幹嘛就幹嘛，想不幹嘛就不幹嘛。安安靜靜自己待一會，不做任何事，都爽！

現在，是當「靜心者」最好的時代

一個不分晝夜啼哭的小奶娃，教人瞬間領悟到寂靜之美。難怪我師父說，若要修行，出家可以，在家，更可以！誰說家庭不是個道場呢？

其實不只是家庭，職場、工廠、菜市場，甚至是網路上的虛擬世界，任何熱鬧滾滾眾聲喧嘩的地方，都可以是最好的修道場。你能靜靜地自己待一會嗎？你能不怕無聊，不拿手機出來滑嗎？你能一整天不與別人說一句話？不爲了說話而說話？你能不爲了只是想聽到人的聲音而打開電視嗎？你是否能像雪豹一樣，處於純淨無染的寂靜之中仍悠然自在呢？你能！你絕對能！

把安靜留給自己，你對生命將有嶄新的體悟。

比方說獨食。你可以爲自己烹調最適合自己身體需求的美食，點適合自己份量的餐點。不忙著聊天，靜靜地，一口一口地，不僅味蕾全開，連嗅覺、視覺，甚至是聽覺（例如蔬菜爽脆的聲音）都來幫忙，幫你充分地接受每一樣大地產物的滋養。

比方說獨行。覺得搭大眾運輸人擠人很悶，那就獨自散步回家吧！兩公里、四公里、六公里……都不算遠。想想以前我們家鄉的人去拉薩朝聖，走那十萬八千里路，花上幾個月、半年的，不也都一步步走到了。能獨自走在地球上，其實是很神奇的耶。因爲有剛剛好的地心引力、剛剛好可以呼吸的空氣、剛剛好有時間，剛剛好體力還行、腰背腿和關節都很合作……數以萬計的剛剛好，才成就這一趟獨步的旅行。

帥氣地跟自己來場正面對決吧！

獨食、獨行、獨自一人做一件什麼事情的時候，你是享受孤獨？還是感到寂寞孤單。是你的心，讓你的孤獨有了好壞之分。現在，暫時先把「好」或「壞」的標籤拿下來，任由寧靜將你填滿。

現在，外面的聲音都無關緊要了，你唯一的任務是面對自己。比起隔壁老王說什麼，你的心聲，才更應該被聽見。此時此刻，無疑是當「靜心者」最好的時刻！我邀請你靜下心來，體驗寧靜、體驗孤獨。靜靜地陪自己待一會。

52 美好生活濾鏡

不知道大家的手機裡有沒有下載過網美必備的濾鏡APP？日系文青、個性搖滾、復古LOMO風、粉彩畫、小清新、瘦臉美肌，濾鏡用得好，素顏一秒變仙女，就連陰天都能變成大晴天。

智慧手機有的功能，我們的智慧之心一樣都不少。基本上，人心也是透過各式各樣的濾鏡，在「看」這個世界的。哲學家思辨、推理，修道者靜坐、練功，科學家把不能理解的事物切成小塊來分析，分析不出來又再切更小塊尋找解答。這一切所作所爲，都是在試圖拿掉濾鏡，追本溯源、釐清本質、了悟實相。求一個切切實實、明明白白。

凡所有相，皆是虛妄

人的智慧之心跟宇宙的智慧本源，無二無別，透過適當的方法，脫掉執念、拿走成見，去除一層層濾鏡，確實明白後，你可能會拈花微笑，也可能當下就獲得永恆的喜悅。

有意思的是，在修習減法，認出自己、找到自己之後，你還可以隨意更換濾鏡，用你喜歡的色調看世界、以你喜歡的方式過生活。這是不是很棒呢？

在此之前，你需要先意識到有「濾鏡」這回事。接著自我檢查，是不是用了過時沒更新、老套古板的，甚至是別人幫你強加上去的濾鏡？這些濾鏡讓事實失眞、偏離眞相，又令人身心受創，眞的是沒一處好。以下是幾種最常見的舊版濾鏡，如果你用到了其中一種，請直接升級爲新版。

◎被害者濾鏡

「我怎麼這麼衰，都是×××給我害的啦！」「他們都聯合起來欺負我。」「爲什麼天公伯老是讓我碰到這種鳥事。」「主管每次都針對我。」「那隻狗拚命對我汪汪叫，就是看我不順眼。」

怨來怨去，什麼都可以怨，怨不過癮，索性就埋怨老天爺。怨氣鬱悶最常積在胸口，反覆去想那「不公平」的遭遇，心煩意亂氣不順，要不生病都很難。請立即升級爲「謝天謝地濾鏡」，馬上你就好禮收不完。新濾鏡讓你看見，一切都是最好的安排。

◎孤單寂寞濾鏡

「我都一個人，沒人理我」、「我是被遺棄的孤單老人」掛上這濾鏡，一人獨處時就會超級痛苦，其實很沒必要耶。請馬上更改設定、免費升級爲「自得其樂濾鏡」。獨食，好好享受一頓美食，獨行，好好帶著自己的身體走一段路。

宇宙中這麼多顆星球，唯有咱地球這一顆，不會太冰也不會太燙，引力剛剛好讓人可以舒服地散步。換上自得其樂濾鏡，你會發現每天每時每刻的生活，充滿樂趣且無處不是奇蹟。

◎鄉土劇濾鏡

在外面做生意一定會被騙，回到家裡不是婆婆虐待媳婦，就是媳婦苦毒婆婆，哭哭鬧鬧、打打殺殺，跟心愛的分開無法長相廝守，那討厭的卻老是黏在身邊趕都趕不走，求不得、放不下。多苦啊！

來，介紹你一款「大自在濾鏡」，戴上它去感受無常、體驗各種體驗，從此和有情人，做快樂事，不問是劫還是緣。

◎拚命三郎濾鏡

交感神經過度慷慨激昂的，通常都有加這層濾鏡。在學校，分數要最高，考大學，要第一志願，進公司，業績要蒸蒸日上高人一等。五子登科，房子、車子、金子、妻子、孩子通通要有，才能跟祖上交代。

若爲自由故，五子皆可拋？也不一定要放下所有啦，重要的可別輕易放手。如此認眞的你，最適合的是新版的「實現自我濾鏡」。別人的夢想，任由他自己去想。從現在起，活出自己的最高版本，放下他人對你不切實際的期待，繼續鍥而不捨，爲那眞正重要的人事物付出熱情。

「謝天謝地」、「自得其樂」、「大自在」、「實現自我」以上這幾個慧眼級的好用濾鏡，你下載了沒？時代在進步，你值得、你可以，與幸福同步。

第3章

時時刻刻存健康

100 個樸實無華的高投報養生好點子

健康成就解鎖，讓你的身心靈持續升級……

01 ❖ 一念代萬念，調心至無念

靜坐靜心淨心，其實是在練一種化繁為簡的功夫。從剛開始的想東想西、萬念紛飛，逐漸減少為專注一念。一念之後是無念，全然地放空。而進入到空無狀態時，我卻能感覺到一應俱足，什麼都有、什麼都不缺，相當奇妙。

靜心過程中腦波的變化，數值也是越來越少。從事燒腦工作、心情複雜、不自在、特別緊張時，人腦容易被偵測到 β 波（十四～三十赫茲）。人若常處於躁動不安的 β 波，免疫力相對低，對健康容易造成不利的影響。隨著情緒慢慢緩和、身體越來越鬆，同時間念頭越來越少、注意力更集中，腦波降速至 α 波（九～十四赫茲），此時身體免疫系統運作良好，人處於一種「正氣內存、邪不可干」的安全狀態。再更慢，變成 θ 波（四～八赫茲）時身體又更鬆了，此時再生力、自癒力最強，心靈處於高度覺知狀態。

慢慢減少、慢慢練，你就會從念頭很多，到只剩一個念頭，接下來甚至沒有念頭，然後就在沒有念頭的時候，達到物我兩忘、天人合一的寧靜之境，而這裡，什麼都不缺。以一念代替萬念，我的一念通常是念綠度母或文殊菩薩心咒，有時觀想藥師佛的壇城。如果沒有宗教信仰，或是有其他宗教信仰，你的一念可以是其他美好的念頭、美好的一句話、美麗的風景。甚至一棵生命力旺盛的樹，或自然界的水、火、風、土等元素，也都很好。

02 ❖ 日行七千五百步，走離慢性病

對沒錯，不是一萬步，學者們通過分析，幫大家減少了二千五百步。當然若你很喜歡走、身體素質特別強壯，想繼續一萬步也是可以，只是超過七千五百步之後，平均而言，對健康的加分效果不顯著。

養生，剛剛好最好。太多太少都不妙。太多，老人家每天拚命走上兩三萬步，勞損跟著來。太少，低於四千四百步，死亡率就增加。

我建議七千五百步這個數字大家放在心裡有個概念即可，可以實際測個幾次，知道七千五百步大概能走多遠之後，放下手機、放下計步器。開開心心地去遛狗、去街上逛、去河邊散散步、去森林裡呼吸好空氣，走不同路徑去探險。走出樂趣，才能長久。數字，參考用，帶著壓力強迫自己每天七千五百步，心好累，促進健康的效果反而打折。

03 ❖ 空汙不嚴重時，多到戶外走走

同樣是走，上一條講得是距離，這條注意的是身體溫度。必須接觸到太陽，速度比平常散步還要快一些，走到身體發熱、帶動全身血液循環這樣。到這樣的強度，與外界換氣的量也會比平常多，所以最好是在空氣好的地方才快走，不要選在上下班時候的馬路邊。

體溫升高，白血球的噬菌力與殺菌力都會更有力，就連癌細胞都害怕你的熱力。這不但是省錢省力的保養方法，偷偷告訴你，體溫高的人還不容易發胖，也比較不會過敏。認眞提高體溫，說不定要不了多久，減肥藥跟消炎過敏藥都可以省下來了。不吃多餘的藥，就不怕體溫莫名其妙降低，成爲現在最流行的「冰棒人」一吹冷氣全身冷吱吱，不只四肢，連身體中心都是冰的。

04 ❖ 每天早上起床，慢慢做一件事

晨起做第一件事的態度，決定一天的節奏。慢慢慢、從容一點、自在一點，不管你是要靜心靜坐、觀想美好的一天、跟自己說聲「早安，今天又是美好的一天」，還是慢慢吃

一頓國王早餐、慢慢喝一杯溫開水、慢慢帶狗去散步、慢慢步行去上班，這些都很好。

尤其平常工作特別忙的人，更要爲自己預留一段晨間慢活好時光。這是預防交感神經過度亢奮的好方法。請用優雅與自在，開啟美好的一天。

05 ❖ 保持玩心、好奇心與幽默感

它們是應對複雜人生的簡單利器。覺得鬱悶、悲情、不痛快，表示你太逞強、太硬撐了！請放鬆一點、放柔和一些，如果你向自己和全世界宣布「今天將是愉快的一天」，那任何人都沒辦法阻止你，去擁有眞正屬於自己的好心情。

有好的開始是成功的一半，如果一整天有六〇％以上的時間，能保持心情愉悅、寧靜、自在、安適，這對自律神經平衡、身心靈整體的平衡，都很有幫助。人在江湖走跳，衰事、鳥事是一定會遇到的，以幽默感回應，開開自己玩笑，笑一笑也就過了。今天，就還是很美好的一天。

06 ❖ 改當抬頭族，活在當下

智慧型手機問世，人類生活出現許多改變。從醫生的角度來看，脊椎歪掉的人變多了、急躁沒耐心的人變多了，手機裡雖然有很多好玩的遊戲，但人似乎也沒有變得比較快樂。網路雖然讓資訊更容易取得，但事實上工作時間卻一點也沒有縮短啊！

走在路上的時候、等紅燈的時候、離開辦公室下樓買咖啡的時候，偶爾別當低頭族，請抬頭仰望天空。第一能削減長時間低頭對頸椎造成的壓迫，第二肺部的進氣量會稍稍提升一些、呼吸也會不自覺慢下來，改善短淺急促的問題，而這對平衡自律神經，特別重要。第三，欣賞那每天都不一樣的雲，或許你能從中悟到「無常」、悟到「空」，又或許你只是純欣賞、覺得天空很美，不知不覺心就開闊起來，僅僅是做到這樣，都對你的身體有莫大的益處。

低頭的時候，我們在虛擬世界中忙碌著找些什麼。抬頭的時候，我們才眞正回到當下，回到內心的家，然後發現，我們其實根本就不缺什麼。抬頭吧！去看看那變化萬千的雲，感受季節推移，感受吹面不寒楊柳風，感受隨風而來的那一縷香，抬頭吧！在這令人瞬間放鬆的美妙時刻，還會有什麼好事發生？不抬頭誰又知道呢！

07 ❖ 重複二十一次以上，內化為習慣

重複好習慣，造就出更棒的你。請從這一百條當中，挑選喜歡的、適合自己的，不間斷、連續、重複做二十一次或二十一天以上，將利益生命的行爲或思考習慣自動化。改變命運與體質三步驟：第一，選定目標；第二，自我強化；第三，持續去做。

在自我強化的部分，你可以爲自己設置分階段小獎勵，比方說你若喜歡收集公仔，當你的習慣養成計畫成功達成第五次、第八次、第二十次時，就可以玩一次扭蛋。而在臉書或ＩＧ上宣布你的計劃、每天做紀錄，有朋友們幫忙監督，也很容易成功。或者你乾脆找朋友一起參與更好，好事情大家一起做，彼此分享心得，還有互相激勵的效果。一個人騎單車環島，很可能才剛出發就彎去買鹽酥雞。一群人騎單車環島，隨便落跑會不好意思，於是成功率就很高。

古代人練內功，要練成什麼，至少「百」日。現代人事情多，聽到一百次、一百天，很容易乾脆就直接放棄了。研究人類行爲的學者，把標準降到二十一，這已經是最低了。天助自助者，想要得到一個好的結果，自己的那二十一次做好做滿，肯定得自己下功夫。

08 ❖ 排便不順？這兩招幫你紓困

吃飽坐著不動看電視、辦公事，積食成習慣，便祕自然找上門。這一型的便祕與久病臥床型的便祕類似，皆起因於腸道蠕動不足。走路是最沒有副作用的解決辦法，我非常推薦。尤其糖尿病患者，養成飯後一、兩小時內走路的好習慣，還有助於穩定血糖。針對想改善便祕的走法，步伐可較平時稍大，或將膝蓋抬高，使走路時能連帶運動到腹部爲佳。

因特殊活動，例如挑戰山脈縱走、跑馬拉松、單車環島，較平時出汗量大，人體水液調節一時間無法反應過來，又或者是剛開始減肥減重飲食份量驟然縮減，由這兩個原因所造成的急性便祕，因爲便祕史不長，解決起來相對容易。去買綠色的奇異果，將果皮稍微刷洗乾淨，一天兩粒連皮吃下肚，馬上通暢。

09 ❖ 每周為自己煮一鍋五色蔬菜湯

各種繽紛的顏色，暗示著蔬菜們各自擁有不同的超能力（植化素）。而由蔬菜們所組成的超級英雄聯盟，能很好地守護你的健康。當然啦，聯盟成員越多，防護力也就越完整，在抗氧化、抗發炎與調節免疫力上助你一臂之力。

在某些乾燥地區，植物欠缺多樣性，若要求每日五色蔬果，可能要花費一整個家庭一半以上的收入。而在寶島台灣，每個季節都有大量的當令蔬果上市，不僅種類豐富，又相對很便宜，想用植化素爲健康加值，只要有心，絕對能做到。

10 ❖ 雙手合掌，打合十手印

這是一個幫你恢復平衡、去除自我中心的手印。請將手掌貼在一起，十指相觸，高度約在胸前，心臟的位置。任何時候都可以做，做的時間多長，沒有特殊限制。

合十，除了統整地水火風空五元素外，還統合內外、左右腦、陰與陽、宇宙智慧與個人意識、理性與感性、自信與謙卑、力氣與柔軟……。破除二元對立，自私就沒有了，憎恨、攀比、恐懼、擔憂也一併消融。

11 ❖ 找機會跟好友共度快樂時光

三大幸福荷爾蒙之一的催產素，它也被稱爲「愛的荷爾蒙」或「擁抱荷爾蒙」，這種荷爾蒙男性也有。催產素除了讓人幸福洋溢、滿足知足，它還能減輕疼痛與焦慮，並增加你應付壓力的能力。好消息是，你不一定要生孩子或是哺乳才能擁有它。擁有良好的社交互動、擁抱朋友親人或小狗，或是在團隊裡當個「神隊友」，去利他、去幫助別人、說一些激勵他人的話，也都能讓腦內分泌出這種超級無敵好用的荷爾蒙。

不過要注意的是，好友間可以相互扶持、相互鼓勵、開開玩笑樂一樂，而聚在一起抱怨某人這種行爲應該盡量避免。正向的體驗才是重點。如果要擁抱，也必須是出於眞心的擁抱，被迫擁抱不喜歡的對象，不但沒有催產素，反而還會增加壓力，對促進健康一點幫助都沒有。

12 ❖ 覺知情緒變化，任其來去

你不是植物、不是礦物，你是人，是人，有點情緒也是很正常。但我不希望持續被放大的情緒，一直讓你的交感神經太嗨。請經常練習「非思量」。非思量是一種靜心的技巧，意思是儘管念頭不斷浮現，但靜心者任它如流水上的落花枯葉，漂過來，隨即漂過去，不去否定它、不去壓抑它，看到它來，隨便它走。

面對自己內心張牙舞爪的種種情緒，你可以對它們說，「我知道了」。但不要用腦去思考、去幫它們寫新的劇情。不要去擴大它們的影響力。你的健康，就不會被它們影響到。

13 ❖ 每天按摩頭部十分鐘

爲頭部減壓，這是放鬆身體肌肉最快的方法之一。天天釋放腦壓，慢性疲勞的狀況會逐漸改善。如果是睡前按摩，還有助眠效果。除了善用十指幫自己按摩，坊間能買到的木梳、玉梳、牛角梳，或是氣墊按摩梳、五爪梳也都可以選擇適合自己的來用。

像我工作壓力特別大的時候，睡前都會用木梳，梳上半小時。有時候還會改用牛角刮痧板，來回輕刮、輕敲頭部幾個重要穴位。重點是放鬆頭部，手指、各種梳子與紓壓小物，輪流替換著用，能讓養生更有樂趣。

14 ❖ 和顏悅色施，養成微笑習慣

光是做出微笑表情，不管有沒有眞心，就能使心情變好、轉化周圍負面磁場。而「笑到都快有腹肌了」的這種大笑，對排毒尤其有益，除了排肺部濁氣，消化代謝力也會隨之

增強。保持微笑，大腦會以為你很開心，這將有利於血清素、多巴胺與腦內啡的釋放，快樂、幸福、安心的感覺，隨即降臨。

我常在說利他，不一定每次都要是救人一命、捐出兩千萬這麼轟動。你給人一個暖心的微笑，為人驅散憂傷、拔除恐懼，這就是高品質的利他。佛學中有所謂的「勇氣布施（無畏布施）」、「和顏悅色施」，要知道，你的笑容是很有價值的，不輸金銀財寶。笑著笑著，即便狀況再艱難，你也能迎來健康逆轉勝。

15 ❖ 想要自然白皙透亮，少生氣

若要說最健康的表情是微笑，那最不健康的表情我認為應該就是生氣時的臭臉了。懶人也能變美麗的方法，除了少用點成分複雜的化妝品、保養品，最該注意的，就是訓練自己的彈性，能從多個角度看一件事情，別動不動發怒、生氣。

老愛與人為敵的 A 型性格，天天不定時炸彈一般，隨時都有可能暴怒飆罵，如果是這樣，那心血管方面的疾病要很注意。比起其他情緒，憤怒最容易令身體元氣大傷，尤其在你感受到壓力的狀況下。當初為了漂亮，每天認真從蔬果裡攝取的維他命 C，也都會快速被消耗掉。最麻煩的是，生氣讓身體產生毒素，毒素隨著血液流到頭面部，在臉上顯

化爲明暗不一的色斑、毛囊炎、暗瘡，讓人變成花花臉。你去看那些脾氣特別好的智者長者，或是出家人、練氣功的人，是不是不用化妝，臉色卻都自然紅潤有光。心平氣和給人好臉色，靠修心迎來的好氣色，不用修圖都出色。

16 ❖ 終結抱怨，改說 3Q 謝謝

要說對身心靈平衡，以及對命運造成最大傷害的習慣，一個是動不動生氣，而另一個就是愛抱怨了。抱怨相當於反覆加深受害者印象，講一次，自己又再被傷害一次。抱怨成習慣，不但影響循環，連血液都會變得混濁。

抱怨以各種形式出現，有的不容易察覺。比方說「這雨再下下去，人都要發霉了。」說這句話的人自以爲只是在闡述一個事實，但實際上還是帶有抱怨的成分在裡頭。同樣是雨季，另一個人說：「我買到的這支雨傘眞不錯，傘面大卻很輕，兩人撐都沒問題。」當你從怨天怨地，昇華爲謝天謝地時，心轉，境就轉，所見無一不美好，這就是透過智慧之眼看到的眞實世界。

17 ❖ 預防智慧型手機失智，縮短螢幕時間

網路時代，一機在手，人瞬間擁有千里眼、順風耳的超能力，不出門能知天下事。但「超能力」用過頭，副作用就是腦袋瓜不好使。現在已有因 3C 產品使用過度而出現的年輕失智案例。沉迷手機、電腦，人的專注力會在不知不覺中被剝奪，甚至在專注時間測試上，輸給一隻金魚。以後不能再笑別人是金魚腦了，沉迷社群媒體、玩網路遊戲上癮，搞到最後記不住東西、喪失自我思考判斷的能力，就連金魚，都比你強。

3C 用過頭，壞處還不只傷頭。藍光打亂睡眠周期，連細胞再生都會受到干擾。而過度用眼的結果，黃斑部病變、白內障提早來報到。年紀輕輕不看書光會玩手機，無限上綱這個成語都可以看成是「無限上網」。預防頭腦壞掉、眼睛壞掉，請放下手機，捧起書本，放下滑鼠，揪好友一起去烤玉蜀黍。放下那耽誤你的，拿回眞正屬於自己的時間。

18 ❖ 珍惜「無聊」時刻，勇敢放空

資訊時代人手一支智慧型手機。忙的時候用它來聯絡事情、無聊的時候用它來打發時

間，就這樣，把頭腦塞滿滿。資訊爆炸，頭腦也跟著爆炸。過度使用大腦，耗氧量大增，氧化壓力升高，微血管受損，這就是腦疲勞的因果。

如果你懂放空，那你就比別人更有機會健康地活超過九十、一百歲。放空跟睡覺一樣，都不是浪費時間，都有它的作用。放空時，什麼也不想，表意識暫時停擺，就像靜止在湖面上的優雅天鵝一樣，其實牠下面的腳是很忙碌在踩水的。表意識休息，換潛意識上工，進行很重要的資訊處理工作。人其實從來不缺好點子，只要願意靜下心來放空，讓潛意識有時間把食材準備好，那你什麼好料都不怕炒不出來。

19 ❖ 變聰明不用吃聰明藥，會跑會走就可以

早晨先運動再上學、上班，專注力馬上提升。若想要改善記憶力，除了別讓腦過勞，經常散步，對大腦也有很好的活化效果。若每次都走不同路徑，還能預防失智。

至於怎樣打開「創造力」的水龍頭，讓靈感源源不絕跑出來，那就請你要眞的跑起來，跑出愉悅、跑出腦內啡。透過腦內啡活絡感性的右腦，那些深藏於潛意識中的好點子也會成功現形，你會有一種靈光乍現的美妙感覺。看看多少藝術家、文學家、科技新貴有慢跑的習慣，再看看他們作品的豐富程度，就知道大家爲什麼都如此勤快。如果你純粹是

爲了腦內啡所帶來的快樂感覺而跑，學者研究統計，至少要跑半小時，並且跑到出汗的這種強度，比較容易分泌出腦內啡。

20 ❖ 捨棄老病臥床內心戲，準備健康衰老

科學家通過實驗，發現光是看到一些跟老相關的字詞，就足以讓年輕受測者走路速度不自覺放慢、拖泥帶水起來。主計處統計，台灣人平均需要他人或家庭照顧者照顧的時間，是八．八年。相較於北歐人以臥床少於兩周爲目標，我們應該及早努力培養、維持自己的「能力」，預防失能。以免自己不方便不自由，又讓他人麻煩。

爲將來生活做準備，不是去準備輪椅、電動床，或是把家搬到離醫院近的地方，而是要爲「健康衰老（Healthy aging）」來做準備。包含維持肌肉量、保持思考的彈性、適當接受壓力並每天排解壓力，以及找到能激起你熱情的事情，去做它，去體驗無比專注，進入心流狀態時的幸福感。

比起擔心老了沒人照顧，不如把心力放在健全免疫、循環、再生、排毒、自律神經平衡、刺激幸福荷爾蒙分泌這幾個部分。以長久維持自理能力爲目標，以享受熟齡生活爲目標。萬一生了病，重點要放在「能力恢復」上，不要太早「認輸」，盡量讓自己強壯起來。

人將會以自己期待的方式變老，每一個心念都要很重要，請卸除又老又病的刻板印象，把握「眞正爲自己而活」的時間、「活得優雅、自信又自由」、「越老越懂放下，越老越有智慧」……迎向光明面，你就把陰影拋在腦後。

21 ❖ 化解貪嗔癡三毒，讓心變成大藥

排除環境污染、冷熱寒暑等外部因素，佛教醫學在說明病因時，指出內在病因起源於靈性受到干擾與障蔽，造成振動頻率的紊亂。本來應該像鏡子一般明亮的心，出現了許多灰塵、雜染，而升起貪嗔癡三種有毒的心性，這三種心性影響「命氣」的運作（藏文 Tsog-lung，類似中醫「氣」的概念），造成生命能量的失衡，進而衍生出八萬四千種病。

心亂病難癒、心安一切安。最上等的藥，不是膠囊也不是點滴，是心藥！轉念，命運也跟著轉變。請經常從心中升起滿足、快樂、慈悲與同情，令錯誤的見解無立足之地。靜心化暗爲明、淨心轉憂爲喜，活用智慧之心，它是一點都不苦口的甜美良藥。

22 ❖ 切換心情，叫停死亡荷爾蒙

腎上腺皮質醇讓人又愛又恨，恨它的時候，我們稱它爲「死亡荷爾蒙」。我們愛它是因爲它能讓腦部瞬間警覺清明、化危機爲轉機，也愛它幫助代謝並提升肝臟解毒功能。我們恨它任意毀損海馬體造成記憶衰退，也恨它阻礙 T 細胞繁殖削弱免疫，恨它令生殖功能當機。

皮質醇的存在，如同水一般，能載舟亦能覆舟。而剛剛好的皮質醇，最是可愛，它是救援力最強大的「應急荷爾蒙」。但要是事情忙完了皮質醇還不退場，或是出場頻率太高，長期血液中皮質醇超過正常水平，那身體可會吃不消。

壓力一來，皮質醇跟著來，幫你火力全開、順利完成工作。記得工作結束後，立即切換爲放鬆場景，切換爲愉悅的心情，用「切換」這個動作，來通知皮質醇，「今天眞是謝謝你，請慢走。」永遠記得適時叫停，承受壓力後，爽快地放下壓力，那麼，皮質醇就不再是死亡荷爾蒙，而是利生利腦的好棒棒荷爾蒙。

23 ❖ 別只會喝咖啡，來點腦內啡

腦內啡（Endorphin）是一種人體能自行生成的類嗎啡物質，具有鎮痛、鎮靜作用。它讓人在艱困痛苦的時候，能不要那麼難熬，繼續堅持下去。跑馬拉松明明很累，但怎麼有那麼多人愛跑，就是因爲這些跑者，跑出了腦內啡，研究人員稱之爲「跑步者的愉悅感」（Runner's High）。

覺得人生很難？喝咖啡也沒用老是覺得累？那，不如來點腦內啡吧！記住「運動三三三法則」：每周三次、超過三十分鐘、每分鐘心跳高於一百三十下，不管是要慢跑、快走還是游泳，有達到這個強度，腦內啡馬上跳出來做你的人生啦啦隊。另外，料理時加點紅色辣椒、吃可可脂含量高的巧克力、靜坐靜心觀想美好的人事物、開懷大笑或者是談戀愛、去感謝別人或是接受人家道謝，都有利於腦內啡分泌。若已經談過一場很不錯的戀愛，想要再體驗別的，不妨試試：不求回報地利他、正面詮釋世間所發生的一切，這兩個是我近幾年最常用的方法。

24 ❖ 思考無我無常無所謂，鍛煉心智

當有這有那，到達一個肥滿擁擠的程度，來思考「無」，能瞬間將人從層層煩惱妄念的桎梏中，解放出來。

首先要來想清楚「無我」，找回無憂無慮無所畏懼的自己。當人把自己看得太重要的時後，很容易誤把一些其實不用太在意的事，看成是大事。比方說極度在意他人對自己的評價，於是花了很多力氣去做一些「面子工程」，整天在忙那些做給人家看的，忽略掉眞正重要的事情，那就很可惜。

接下來要弄清楚的是「無常」。赫拉克利特曾留下一個哲學金句：「人不能兩次踏進同一條河流。」要嘛，這是新流過來的水，不是你剛剛踏過的那條，要嘛，你也老了幾秒鐘幾分鐘，已經不是剛剛的那個人了。生滅「無常」，觀水最知道。有些人誤以爲某一種痛苦的狀態，會永遠存在，因此感到很絕望很傷心，但其實不用操這多餘的心，因爲這「苦」，也是無常的。再痛的痛，都有消失的一天。

第三個無，是「無所謂」，意思是沒關係、不在意。現代人很容易從社群媒體得知親友動態，常常就被一句留言、有多少人按讚，左右了心情。躲在螢幕後面，說什麼都容

易。但如果不是當著你的面說，那通通可以假裝沒聽到、沒看到。網路時代，特別要有這樣子的智慧。

25 ❖ 細嚼慢嚥，活得越老、嚼越多下

吃飯的時候玩手機，很容易變胖。因爲人在噪音、聲光色的干擾下，腸胃通知你「飽了」的聲音，常常會被蓋掉。這也就是爲什麼人在運動酒吧看球賽的時候，會不知不覺吃了比平常還要多的花生與雞翅、喝了比平常還要多的啤酒，然後莫名其妙變胖。改當一個先知先覺、先避開疾病的人，學著聽看看身體怎麼說。

請找一些獨食的機會，排除手機、電視的干擾，練習細嚼慢嚥。透過細嚼慢嚥，腸胃能更好地分泌消化液、更好地蠕動小肌肉，吸收、消化更完全。細嚼慢嚥的同時，唾液中的消化酶能充分與食物混合，經常消化不良的人，可藉此獲得改善。而想要減重的人，增加咀嚼次數能刺激掌管飽足感的神經，比狼吞虎嚥時容易飽，可避免攝取過多熱量。

吃飯的時候，就好好吃飯，只做吃飯這件事。一段時間後，身體會開始跟你對話，你將會知飢知飽，知道身體正缺少什麼營養，也知道究竟是腦想吃、心想吃，還是眞正身體想吃。歲數越高，就嚼越多下，而當你這麼做時，你又能更健康地變老，而且活得更長，

形成良性循環。

26 ❖ 好油加減吃，吃出完美平衡

預防失智、慢性發炎，解決注意力不集中、易怒、憂鬱、失眠、過動、反應遲鈍等問題，多元不飽和脂肪酸的比例你吃對了嗎？我建議 Omega-6 可爲 Omega-3 的一到兩倍，最多不要超過四倍。目前多數人 Omega-6 攝取過量，尤其外食族、家裡只有一瓶沙拉油的人，失衡狀況特別嚴重。Omega-6 來自大豆沙拉油、玉米油與葡萄籽油，這類油品價格親民，是大多數餐飲業者的選擇。考慮到營養均衡，Omega-3 也應該適量補充。Omega-3 的優質來源包含亞麻仁油、紫蘇油，還有鯖魚、鮭魚、鱸魚、秋刀魚、沙丁魚以及適合素食者的核桃，含量都很豐富。

爲避免 Omega-6 超標太多，以富含 Omega-9 的橄欖油與苦茶油，替代 Omega-6 的大豆沙拉油，也是個好方法。地中海國家盡情享受美食美酒，又不像美國人這樣瘋減肥，罹患心血管的機率卻比美國人少二十五％，其中一個關鍵，就是油吃得好。特別是身體長期處於發炎狀態的人，更應該少用促發炎的 Omega-6，多用抗發炎的 Omega-3 和 Omega-9。加加減減，吃出健康平衡。

27 ❖ 春季食辛蔬，硫化物三兄弟護血管

春天是揚發的季節，身心像是即將發芽的種子，準備衝破寒冬的束縛，一展身手。這時候帶點刺激性的辛香蔬菜洋蔥、韭菜、青蔥，是你的好幫手。

洋蔥裡的槲皮素，能幫忙清血、使血液流動順暢、預防血栓。煮熟的洋蔥甜味會釋放出來，既營養，又能增添菜餚風味。

建議留下一部分洋蔥絲生食，配肉或涼拌，因爲其中能幫助人體抗氧化的硫化物不耐熱，生吃才能達到最讚的抗氧化功效。而想要恢復活力、消除疲勞，韭菜炒豬肝是我很推薦的一道元氣美食，這道菜發揮了１＋１大於２的協同作用，相互加持提升營養吸收率。同樣的，青蔥炒豬肉片，也有一樣的效果。

要避免的是吃了會讓人昏沉沉想睡的高油脂、高糖分食物，或是醬汁特別濃、特別多的菜餚。濃厚系食物等到下回天氣轉冷時再吃吧！春天以新鮮清爽爲宜，除了硫化物三兄弟，當季的深綠色蔬菜也可以多找幾種來輪流吃。

28 ❖ 夏日防身，冷熱都要防

每年七、八月，是熱傷害就診的高峰期。體內積熱太多、散熱不良，很可能會頭暈，嚴重時還會昏倒，這叫「熱暈厥」。也有人因爲缺乏鹽分，而產生「熱痙攣」。水分攝取不足、身體缺水脫水，會頭暈、頭痛、噁心想吐、說話喘、血壓降低，並感到全身無力，這是「熱衰竭」。最危險的「熱中暑」，患者會出現高體溫、意識不清、活動困難等症狀，需盡速處理，若造成中樞神經異常，接下來多重器官衰竭、橫紋肌溶解、瀰散性血管內凝血等致命併發症，造成死亡的機率爲三〇%~八〇%。日頭赤炎炎，如果出現頭暈、體溫升高、皮膚乾熱變紅、心跳加快等徵兆，就要趕快離開高溫環境，以濕毛巾或濕紙巾擦拭身體幫助散熱，並適量補充加鹽的開水與稀釋過的電解質飲料。

不只在大太陽下，長時間待在不通風、悶熱的室內，也會造成熱傷害，而且比較沒有警覺性，等發現時通常症狀都已經很嚴重了。請特別幫長輩與孩童留意環境。另外一個常被忽略的是夏季受寒。冬天冷颼颼，大家自然衣服穿好穿滿，反倒是夏天，過度藉由冷氣、冰涼飲料、冷水澡消暑，容易在體內累積寒氣。剛運動完身體熱呼呼，不能馬上洗冷水澡，宜先溫後涼，逐步調低水溫，讓身體有時間適應。寒氣入侵，很多人會頭痛，或是吹冷氣吹到不只手腳冰冷，連身體中心都是冷的，這時，可以去泡溫泉，把不屬於自己的寒氣化掉。

29 ❖ 秋天收斂神氣，使志安寧

春夏揚發、秋冬收斂，這是季節的個性。順應自然，人在這時節，以內斂沉穩爲上。從陰陽五行來看，秋屬金，金從革，暗示秋天帶有肅殺、變革的特色。避免被秋後算帳，身處多事之秋，人若能收斂神氣、使志安寧，可保身心平安。

怎樣做到「使志安寧」呢？懷抱一顆毀譽不驚的平常心。人家說你好、說你壞，都一樣。不中聽的話，左耳進右耳出。不符合實際狀況的謠言，說自己怎樣怎樣不好的屁話，更不用當一回事。清淨耳朵、清淨心，省下辯解、與人爭執和鑽牛角尖的時間，可用來成就美好的事。

30 ❖ 預防「悲秋」，遇見陽光別閃躲

「So Sad～」很多人到了秋天就會有一種悲涼的感覺。有人因爲暑假結束而悲傷，有

人因爲業績不如人而感傷，還有人不知道爲什麼，就是覺得心情很低落。悲秋悲秋，好發於秋冬的季節性情感障礙症Seasonal Affective Disorder，簡寫恰恰好就是SAD。通常緯度越高、日照越短、陰雨連綿的地區，SAD的比例特別高。面對SAD患者，醫界發現光療有顯著效果。而就我自己的臨床經驗而言，搭配使用像是靜脈雷射這種光照療程，確實能讓重症患者的情緒穩定下來。

然而要被確診出什麼什麼症，通常都有嚴格的標準，一般程度較輕微的心情低落，還不到病的程度，只要做做日光浴、運動改成白天進行、如向日葵一般正面迎向陽光，都能得到舒緩。住北部多雨區的朋友可利用假日到陽光普照的南台灣旅行，想辦法增加自己接觸陽光的機會，過不了多久，血清素與褪黑激素的平衡就會自動調整回來，額外好處是：晚上還能睡得更香甜。一舉兩得。

31 ❖ 寒冬別早起，手暖腳暖才起床

很多阿公阿嬤年紀大了，淺眠、睡眠時間短，經常天還沒亮，就出現在公園做晨間運動。在溫暖的日子裡，早起無妨，只要記得中午補眠、稍微休息休息就好。但在寒冷的冬天，起得比雞早很危險，一不小心中風、心肌梗塞，這樣的案例非常多。尤其上了歲數、

血壓血脂狀態不理想的人，起床越是要慢。醒來後先躺在床上搓搓臉、拉拉耳朵、伸展一下四肢，賴床滾床三、五分鐘再起身。

雖然我常說白天運動要比晚上好處更多，但冬季，就別太早出門運動了，等太陽照在了樹上，開始行光合作用時，再出門大口呼吸新鮮氧氣，這樣的養生，才有意義。

32 ❖ 天然的才好，跟毒素說掰掰

在醫療進步的台灣，到預防醫學診所做排毒療程，非常方便。即便是已經變成較大分子的重金屬螯合物，或是存在於血漿中的代謝毒物，都能透過離心原理讓它們離開我們的身體。不過在排毒之前，還有一件事醫生幫不了忙，你只能自己來，那就是「避毒」。

減少發炎、降低過敏、避免生命能量的非必要耗損，都是避毒的好處。尤其已經生病、身體虛弱的人，吃的、用的、穿的、擦的、抹的要更加注意，請用刪除法，幫自己清除過敏原。比方說保養品，擦了皮膚會紅會癢、成分太複雜的那些，就不要再用了。改成食用級的亞麻仁油、苦茶油，一樣有護膚保濕效果，成分單純、不會對肌膚造成額外負擔，我自己也是這樣擦。還有很多人皮膚癢、起疹子，是因爲接觸到化學染料或對布料上的金屬釦鍊過敏，還有緊身的合成纖維布料，也很容易刺激到皮膚。改穿寬鬆透氣的棉麻

絲天然材質，少戴具有刺激性的金屬飾品，都是在幫自己避毒。

毒不一定是殺蟲劑、農藥、毒藥、毒品這些才是毒，會造成你過敏、發炎的，吃了會讓你腹瀉、消化不良、很難代謝變胖的，對你而言都是毒。減毒、避毒、遠離毒，身體絕對會輕鬆不少。

33 ❖ 運動、洗澡前，預防性喝溫水

心為「君主之官」，全身的循環都歸它管。天氣炎熱時，心的工作量就會增加，為了不讓人熱昏熱暈，它得更快地供應更多血液到皮下幫助散熱。而人咕嚕嚕灌水時，心臟也很忙，水進入血液中，血量自然也變多，心這個幫浦就得更出力才能令血液循環全身。

所以，最好不要喝水以免心太累？當然不是。身體缺水問題更多。好方法是，提前分配工作量。如果知道等一下要運動、要洗熱水澡，身體會有散熱的需要，那就在一、兩小時前，先小口小口喝五百毫升的溫水。如此一來，就不怕天氣熱、運動後身體又熱又渴，再加上大口牛飲，一下子心臟負荷太大受不了，發生令人遺憾的事情。

34 ❖ 子午卯酉，任選一時段靜心

轉山轉水轉佛塔有吉祥的年份月份、西藏醫學有採藥製藥服藥的吉日吉時，做對了時間，效果特別讚。這就好比你去吃飯，餐廳祭出逢周三刷某某銀行信用卡，紅利點數加倍送的意思一樣。

古人練內功，也有這種點數加倍送的吉日吉時。吉日是月圓當日與前一日和後一日共三天，吉時就是子午卯酉。子時是晚上十一點到凌晨一點、午時是上午十一點到下午一點。卯時早上五點到七點，你可以用日出的時間來記。酉時傍晚五點到七點，你可以用日落的時間來記。這四個時段，都是天地氣機轉換的關鍵時刻，用來練習呼吸、靜坐靜心，或者是休息睡覺，都是極好的！

35 ❖ 善用零碎時間，耳按摩護一身

耳朵是整個人體的縮影，它的反射區塊宛如倒置的嬰兒，耳垂對應到頭部，耳甲腔相當於胸腔，三角窩對照到骨盆腔。

《黃帝內經》記載「耳爲宗脈之所聚」。意思是說，兩片小小的耳朵，卻與全身經絡、五臟六腑都緊密連動。耳朵拉一拉、揉一揉、捏一捏、按一按，便收活絡全身之效。

許多人飽受眩暈與頭痛之苦，原因與壓力、自律神經失調，以及耳內的失衡有關。平日按摩、適度刺激耳朵，能預防這樣的眩暈與頭痛，或讓症狀舒緩一些。我自己最常刺激的是耳垂，從前住在西藏的時候，聽長輩說，大耳垂的人，是有福之人，所以從小就喜歡拚命拉耳垂，希望能拉成像彌勒佛那樣。學醫之後才知道，耳垂飽滿是腎氣強健的象徵，腎氣足生命力旺盛，不怕生病，確實是相當有福氣。平常坐辦公室，不好意思大刺刺做一些伸展動作的人，想要提神醒腦，把耳朵拉一拉，促進耳部周圍的血液循環，速收健腦明目之效，疲勞也能很快消除。

36 ❖ 睡前感謝三件事，以好心情結束一天

預防醫學的目標，就是幫助大家成爲不生病好命人，不生病的方法前面已經教了很多，這條來講「好命人」。

覺得自己老是很衰、鳥事不停發生、工作戀愛都不是很順利的時候，不用難過，你只是暫時忘了快樂、開心的感覺。從現在開始，每天睡覺前，回想三件今天發生在自己身

上的好事，「買到最後一瓶優酪乳。」「大排長龍的時候，突然又開了一個櫃台，自己馬上變成第一順位，不用等。」「下午外出買咖啡的時候，陽光正美。」「巧遇高中同學，稱讚自己都沒變，還是一樣年輕。」「去吃飯時老闆正好準備收攤，於是多送了幾疊小菜。」……用眞心去感謝、去感受這些發生在自己身上的美好。很快地，好事們就會接二連三、呼朋引伴，揪團來找你報到。

37 ❖ 不比較，活出自己的最高版本

煩惱有兩種，一種是未雨綢繆式的煩惱，而另一種，是杞人憂天式的煩惱。前者有驅動力，讓你去了解預防醫學、趨吉避凶、提前做好準備，正因爲有這樣的驅動力，你銀行裡有足夠的存款、冰箱裡也有足夠的牛奶。至於像是杞國那一個老是擔心天塌下來的人，這種擔心實在有點可愛，但這種擔心卻是一點好處都沒有，反而讓人時時憂慮緊張，一直處於備戰狀態，這樣交感神經就會太過活躍，長期抱著這樣的壓力，全身整組都會壞光光。

你是否曾經看著某人，心裡想「唉，跟他比起來，我實在是太遜了。」「羨慕嫉妒恨啊，憑什麼他過得這麼爽。」「業績老輸給他，可惡！」「怎樣才能超越他呢？作弊的話不

知道會不會被發現？」想這些的時候，心裡肯定不是很愉快，而這些思慮，皆因「比較」而生，在我看來，屬於沒必要的杞人式的煩惱。請爽快地用剪刀把它們通通剪乾淨吧！

如果你是一隻魚，幹嘛跟無尾熊比看誰能睡比較久呢？如果你是一隻鳥，跟美洲豹比賽短跑，永遠都贏不了。各種人就像各種動物，有自己擅長的地方，也有不擅長的地方。人貴自知，知道自己天賦在哪，去好好發揮就對了。沒必要把時間浪費在沒必要的比較上面。老關心為什麼別人有我沒有，太在意那個沒有，很容易就看不見自己身上的長處。是一隻魚，何必要有翅膀呢？有一些不錯的魚鰭，那就已經很夠用了。

38 ❖ 喝水先含再吞，舌頂上顎保濕潤

避免牛飲突然增加心臟負擔，喝水最好小口小口慢慢喝。進階喝法是含一含，與自己的唾液充分混合後再緩緩嚥下去，能更好地降低渴燥感，也讓人體更從容、更舒服地去吸收與使用這些水分。口水不只是口腔裡的水，古人稱它為「金津玉液」，用金玉來讚美它的珍貴，古醫書也鼓勵人要經常「食玉泉」，藉此強身健體，益壽延年。

唾液中除了水，裡頭還有電解質、一些抗菌成份和可以幫助消化澱粉的酶。經常保持口腔濕潤，可減少牙齦、口腔與咽喉發炎的機會，也能預防上呼吸道感染。而當我在靜心

靜坐時，經常會採取舌頂上顎的方法，一方面維持口腔的濕潤度，一方面也幫助我提升穩定度與平衡感，還能令我的呼吸更加順暢。

39 ❖ 學會留白，讓好事自然發生

養生跟進補之間，不應該畫上等號，只有加法的思維方式，人不會健康。太多的，就不能再補。譬如「多喝水」，水是好東西，但一天喝五、六千毫升，喝到水感覺上都有苦味，那就是太多。輕則夜尿頻繁干擾睡眠，嚴重一點水中毒出現低鈉症，整個人從頭到腳都會很不舒服。

很多人喜歡冬令進補，但當營養已經過剩，人需要的就不是補。持續一段時間的禁食、一些飢餓的感覺，反而有益於健康。我最喜歡的是過午不食，一天只吃兩餐（甚至是一餐），晚餐不吃。這樣到隔天，很容易就空腹了十六個小時。而在這十六小時的空檔，身體有很多神奇的事情，它們會自然發生。像是長壽基因去乙醯化酶開始啟動，修補殘缺。而老舊到不堪再用的細胞，則透過細胞自噬機制，細胞自己吃掉自己，然後回收再利用，做成新的細胞。別只會用大魚大肉來補身體，不吃，也是一種選擇，令你身心俱得輕利明快的選擇。

40 ❖ 讓食物成為你的藥，別讓藥成為你的食物

西醫之父希波克拉底曾說：「食物不能治的病，連醫生也治不好。」眞的是這樣子。醫療院所對人恢復健康的協助頂多二十五％，剩下七十五％其實都是靠病人自己的力量修復與再生回來的。比方說骨折後的復健，病人得努力練習，肌肉才會重新長好長滿，再厲害的物理治療師也沒辦法替你動。

飲食更是如此。醫師能給出好的建議，但沒辦法實際幫你吃。想要不生病，得知道自己在吃、吃得是什麼、有沒有飽，吃了之後身體是清爽充滿能量，還是鈍重昏沉沉想睡，甚至出現過敏、腹瀉等不良反應。擇食，吃適合自己的，那食物就成了你最好的良藥、補藥。吃飯的時候玩手機、看電視，心不在焉，吃了什麼不知道、食材有沒有新鮮不知道、飽了也不知道，長期這樣吃，人心就跟身體失去連結，各方面的失衡，你將難以察覺。於是身體只好用更強烈的手段來提醒你，讓你痛、讓你吐、讓你很不舒服。打開心張開眼來吃，有所選擇，就不怕飯盒變藥盒、得長期照三餐吞藥。

41 ❖ 訓練伸展力，讓心更柔軟

人的身心靈是互相連結的，心有不甘，身也不會爽。而靈性要是懵懵懂懂不太靈光，那身心可是常常得替他受苦。印度瑜伽士做出各種高難度動作，不是在炫耀人體柔軟度的極限，而是在修心、去除障礙，以幫助靈性有更好的成長條件。

固執、思考僵化的人，身體一定會有某一個部位是緊繃的。不同型態的壓力與情緒，累積在肌肉與筋膜間，記錄著人的喜怒與哀愁。你找到壓痛點，壓了會痛的那個點，溫柔地去按摩一下，把它鬆開，心情也會跟著輕鬆起來。不過人每天經歷的事情那麼多，情緒那麼多，要去一個一個壓痛點找出來，恐怕要花很長時間。我建議可以經常的做一些全身性的伸展，或是加強特別緊張酸痛的部位，練習一些放鬆、拉伸的動作。身體恢復平衡、恢復彈性後，心的正向力量就會完整展現出來。

42 ❖ 別讓金魚笑你呆，讀好書重拾專注力

微軟在二〇〇〇年與二〇一三年分別做了一次數位科技影響人類專注力的研究。第一

次測試成人的專注力能維持十二秒，時隔多年進行二次測試，人的專注力竟只剩八秒，比金魚的九秒還弱。微軟推測，是智慧型行動裝置的盛行與過多的資訊源頭，導致人類平均注意力時間下降。先不管這實驗嚴謹度如何、變數有沒有控管好，微軟提醒大家要小心注意力被分散的這個心意，我覺得是很好的。

要恭喜現在正在看書的你。人若閱讀紙本，在專注力、記憶力、理解力的表現上，都能較螢幕閱讀來得出色。盯著這些對著人臉發光的螢幕，除了眼睛容易疲倦乾澀，也容易讓人越看越「頭痛」。你一定有過類似的經驗，在手機上看新聞，一、兩千字就覺得有點長，但換成自己喜歡的紙本小說，一頁翻過一頁，看很久都不覺得累。

人在進入高度專注的「心流」狀態時，能體驗到一種充實的幸福感。而這幸福感能刺激人體產生許多有益健康的荷爾蒙。資訊爆炸時代，與其讓含金量很低的淺薄訊息占滿大腦，不如把玩手機、瀏覽網站的時間刪減一些，改閱讀你有興趣的紙本書籍，重拾專注力和幸福力。

43 ❖ 少觸摸臉口鼻，練習回到當下

前陣子新冠肺炎流行時，公衛專家經常提醒大家「不要觸摸臉口鼻」。當然不只

COVID-19病毒會從黏膜進攻，很多傳染性疾病的病原微生物，也能很輕易從嘴巴、鼻子和眼睛當這些「沒上鎖的門」，大舉入侵。後疫情時代，少摸眼口鼻這個好習慣，還是值得繼續保持。

人一小時不自覺摸自己的臉平均是二十三次。雖然大家都知道要避免自摸，但知道是一回事，能不能做到，那又是另外一回事。無意識的動作，怎樣用意識去改變它？練習回到當下。

恢復身體四肢與心的連結，不管做什麼，盡量清楚地知道自己在做什麼。知道自己在吃、知道自己在說、知道自己在走、知道自己在呼吸，盡量縮短心不在焉的時間。別讓心像一隻猿猴一樣，老在外頭跑跑跳跳。此外，你還可以在手上塗抹加入天然精油的護手油，這樣，手一靠近臉的時候，一聞到味道，就等於在提醒自己，「啊，我要摸到自己的臉了」。練習回到當下，練習知道自己的手在哪。在哪都好，就是不要摸臉。

44 ❖ 移掉障礙物，打造睡眠聖殿

睡眠好，人就不容易老。如果條件許可，請爲自己打造一間專門睡覺的房間。最好有扇窗，早上的陽光灑進室內，代替鬧鐘叫你起床。房間裡盡可能不要堆滿雜物，尤其不要

擺放那種體積特大、會阻礙空氣流通的傢俱。東西少放點，灰塵也比較好清理。

有些人喜歡拿著筆電、平板在床上辦公或追劇，最好改掉這個習慣。手機放在床頭充電也是NG，若眞的很需要鬧鐘，請使用眞的鬧鐘，手機能擺多遠擺多遠。要注意數位產品所散發出的藍光，很有可能妨礙到褪黑激素的釋放，令人輾轉難眠。睡前一段時間接觸溫暖的黃光，是較爲理想的選擇。最後，不要忽略了噪音對睡眠的影響。年過四十之後，請運用各種資源、知識，爲自己打造一座睡眠聖殿。日後，絕對能幫你省下大筆醫療開支。

45 ❖ 助眠專用精華液，蜂蜜＋優格＋香蕉

認識我的朋友都知道我很愛蜂蜜，出國都會幫我帶。不管是我家鄉的西藏野蜜、澳洲的有機蜂蜜、紐西蘭的麥盧卡 Manuka 蜂蜜，還是中國東北的椴樹雪蜜，裡頭都有很高的營養價值。有的甚至能當成藥，解決一些麻煩的健康問題。蜂蜜是眞正的精華液，不同植物的精華，都在這瓶瓶罐罐裡。

非藥物改善睡眠的處方，請用你能取得的天然蜂蜜加上無糖優格，再配一根香蕉。我有時還會另外再吃一些芝麻製品。是藥都有副作用，避免安眠藥造成的反彈性失眠，以優

質食物代替藥物，是更健康的選擇。

46 ❖ 請原諒生病的人，他只是眼鏡髒了

一個生病的人，宛如一個有裂痕的音缽，敲下去除了聲音怪怪的之外，它震動的頻率也會有所改變。健康的人，透過眼耳鼻舌觸覺，來感知一切，因爲健康，神經傳導很少出差錯。但生病的人，神經傳導就像那壞掉的音缽，傳著傳著，越傳越偏離事實，說話莫名其妙、顚倒是非、誤解眞相、脾氣特別差、理解力大打折、時間順序錯亂、變得不喜歡和外界接觸，那都是有的。

不管是生理或心理的失衡，都會造成病人認知改變的情形，甘甜礦泉水嘗起來有苦味、痛的感覺加倍、誤以爲人家在說他壞話……都有可能。生病的人，是戴著有髒汙、有裂痕的眼鏡看世界。病得越重，他們眼裡的世界扭曲變形的也就越離譜。請嘗試用溫暖的心，去理解這一點。生病的人，可能出現在職場，可能出現在家裡，或任何一個地方。遇到生病的人，先別急著爭論是非對錯，被他們誤解，或被說了難聽的話，大可不必傷心難過。趕緊找出病因，把病治好，才是實在。

47 ❖ 減肥不減享受，心情好瘦更快

我認識一些工作壓力特別大的朋友，他們下班後常常相約「怒吃一波」。靠吃來宣洩壓力。是可以宣洩沒錯，不過懷著複雜的情緒去吃，很容易發胖。尤其下班通常也很晚了，那吃的又是高油重鹹油炸物特別多的宵夜，特別容易「胖」，累積三酸甘油脂、脂肪肝，也是個問題。

想控制體重、擁有好身材又更健康。壓力怒吃的頻率，不妨稍微控制一下。首先，找其他快樂事來做，務必讓自己心情變美麗。心理壓力越大，自制力越低，先把壓力從別的地方洩掉，避免你拿吃來發洩。其次，不要用過於嚴苛的飲食法來減肥，這不能吃、那不能吃，處處受限，這樣超容易破功。還不如，用心專心去享受你喜愛的美食，清醒地去吃，知道自己在吃、吃了多少，細細品嘗它。當你的專注力確實回到當下，其實不用吃很多，就會有滿足感。最後，請注意噪音的干擾，人很容易因爲分心、太嗨，不小心攝取過多熱量。

48 ❖ 解悶除煩，做「洛桑瘋」瘋一瘋

生活壓力大？工作沒有靈感？晚上不好睡？甩掉負能量，寬心理氣，重整身心靈的放鬆法，有動功也有靜功。洛桑瘋屬於動態放鬆，上網搜尋「洛桑瘋」，你就能找到影片。跟著一起動一動吧！

做洛桑瘋時，什麼都不必想，腦袋盡可能去放空，專心做好這個動作即可。眼睛閉著，嘴巴微張也可以、微笑也可以。雙手自然前後擺動，甩一甩。訣竅是腳尖要踮腳尖，運動到小腿肚，幫助血液回流到心臟。室內外不拘，隨時隨地，有三、五分鐘，都可以拿來利用。

49 ❖ 動汗粒粒皆珍貴，排毒自己來

沒有人能眞正做到百毒不侵，人在江湖走跳，光是呼吸、吃東西、聞到芳香劑、用塑膠袋裝熱食，或往臉上擦化妝品，都有可能接觸到毒素。所以第一步要先學會「避毒」，接著再來想辦法「排毒」。在毒素形成禍害前，我們不要讓它們有太多機會累積，就像常

常倒垃圾一樣把毒素們處理掉，這樣就沒問題啦！

排毒最好的方法之一就是流汗。而這汗，還有分「等級」！俗話說「動汗可貴」，泡溫泉、岩盤浴、洗三溫暖、去給人家按摩熱敷，雖然也都可以促進新陳代謝，但若談到排除重金屬，眞正透過自己運動流的汗，排毒效果又更好一些。小祕訣是，運動流汗勤擦拭、勤換乾淨衣服，所排出的重金屬才不會又被皮膚吸收回去，白忙一場。常常流汗，毛孔通暢，除了更有利於排毒外，連皮膚也會變得光滑細緻，而汗水中的抗菌成份，還能幫你抵禦外來微生物。其他還有心情變好、頭腦變好等附加好處。

50 ❖ 說壞話「傷腦筋」，正語護腦慢慢老

有人習慣性批評抱怨，花很多時間說三道四、講別人的壞話，以爲這樣是在跟朋友分享心事、是在紓壓，實則恰恰相反。研究人員發現，當人在嚼舌根的時候，不但不會比較放鬆，反而會刺激皮質醇分泌，這是一種分泌過多，就會使人加速老化、認知功能衰退的壓力荷爾蒙。負面的話語一旦從口中迸出來，很容易在腦海中留下記憶，逐漸把自己變成一個受害者。人一旦用受害者來定位自己，相當於跟各種退化性疾病結緣。說壞話的習慣越是根深蒂固，病根也就紮得越深，越難處理。

佛教醫學裡有許多健康守則，其中很有名的一條就是「話要好好說」。少說廢話閒話沒有意義的話，尤其顛倒是非的話更是嚴格禁止。怎樣叫好好說？說誠實語、正直語、智慧語，給人勇氣、信心、安慰、化解紛爭、令人快樂、會心一笑等種種利他的言語。良言一句三冬暖，你不只暖了別人，也為自己贏得一張張健康保固書。使他人免於恐懼的果報，即為長壽健康。任何話，都要非常小心地講，不知道該怎麼說時，先不說，靜默，不失為一種護身的做法。

51❖書寫、教人、說出來，升級記憶力

「唉，老囉老囉，記憶力不行了。」誰說老了只會長白髮不長記性？超過四十歲後，要是怕自己記憶力日漸衰退，那就開始來做一些有趣的訓練。記憶力跟肌力一樣，都是越練越給力的。除了有氧運動、經常散步，對維持人的記憶力有正向影響，你還可以藉由「分享」與「書寫」，幫記憶力做「重量訓練」。

英國倫敦大學測試兩組人，請他們默背同一段資訊，研究人員只跟第一組人說，「等一下會考試」，然後跟第二組人說，「請確實背起來，等一下還要請你們將這段資訊分享給別人。」測試結果，預期待會要教人的第二組人，所展現出的記憶力明顯優於第一組。

美國人也做過類似實驗，光聽課、閱讀，平均記憶率只有五%~十%，但如果學習後還去跟人分享，那記憶率就能提高至九十%。

另一個方法是，「寫下來」。不妨親自實驗看看，在紙上寫下採購清單，然後把紙放在家裡，去買菜。跟你只把清單在腦海想過一次，就去買菜。有寫下來，通常能買得比較齊全。進階應用，想要更快樂，那就把快樂的經歷用筆寫下來吧！這樣，你不但記得更深，寫的時候還又多快樂一次，賺到一次。

52 ❖ 放大一個人的優點，令它如陽光般耀眼

在這世界上，很難有一個人，你百分之百滿意他，即便是自己精挑細選的另一半，你也很可能會察覺到他有一些缺點。對人容易產生敵意的性格、常常在意別人的缺點，是容易令心血管出問題的性格。「避免對人產生敵意或怨言」，我們可以朝這個方向來做預防。

曾有個老董跟我抱怨，「我祕書走路會發出一種趴搭趴搭的聲音，很吵。」「那，你是想換一個嗎？」「沒有啊，我才不要換。雖然他走路很吵，不過講話聲音特別好聽，辦事也還算牢靠。」董事長滿意地說。如果很在意別人的某個缺點，那個缺點就會變成你眼中的刺，扎得自己老不舒服，讓你一天中不愉快的時間變多。這時候，只要再去找出那個

人其他的優點，輕鬆愉快地與人相處，就不會讓自己的元氣，因爲一些無聊的小事情被消耗掉。

「雖然這個人缺點跟星星一樣多，但他的＿＿＿＿，跟太陽一樣耀眼。」請自行填空。白天的時候滿天星斗都上哪去了呢？其實它們沒去哪，只不過太陽光夠亮，所以看不見星星。練習用智慧之眼，去看出一個人的優點，多看幾眼，好好欣賞，這樣，能讓你煩心的事就會變得很少很少。這是一個老董事長教給我的智慧。

53 ❖ 自備快樂筆記本，自產幸福荷爾蒙

目前已知與幸福感有關的荷爾蒙有四種：多巴胺、血清素、腦內啡、催產素。抗壓抗衰老、從疾病中康復，有這四大天王護持，包你快樂久久、健康久久。當你積極專注去做一項有意義的事，多巴胺就來了。沐浴陽光、親近大自然，血清素就愛你這樣。靜心觀想美好的情境、看場有內容的喜劇電影，腦內啡立刻湧現。擁抱、與人或貓貓狗狗有良好的互動，催產素馬上現身。而當你說「感恩喔」，或被別人感謝時，血清素、多巴胺、腦內啡一下子三個通通都來。

請找一本合你眼緣的筆記本，去把生活中這些幸福的片刻，用文字記錄下來，能搭配

圖像更好，你可以自己塗鴉畫插圖，或把貼紙、票根貼上去。把你覺得很快樂、很感激、很美好、很慶幸、很珍惜的片刻，記錄下來。透過輸出文字與圖像，幸福荷爾蒙將源源不絕釋放，你不但會把幸福更深刻的收藏在腦海中，日後這些你喜歡的好事，也會更常出現在身邊，一舉好多得，請務必親自體驗看看。

54 ❖ 減少對物質的依賴，享受自在隨心

現代生活很方便，需要什麼上網買都有。不過因爲買這個動作，是建立在商業模式上，商業鼓勵「多」、鼓勵「擁有」，這樣企業才能獲利。於是當人在購買商品的同時，很容易落入行銷情境中，被說服「有這個，你會更漂亮喔！（其實你本來就很漂亮了）」「幸福家庭，都有一輛休旅車。（事實上同時載爸媽、載小朋友出去玩，簡直打仗）」「周年慶買三送七，買到賺到。（賺到的其實是電商吧）」「快使用這個，讓自己過得更輕鬆。」最好是，等到要付卡費的時候，一點都不會覺得輕鬆。

有人挑戰極簡生活、節約生活後，順利突破盲腸（點），從一層層行銷迷宮中，順利跳脫出來。呼吸到自由的空氣，並且清爽地發現到，某些東西，其實沒有它們也不會怎樣嘛！發現自己從前拚命加班、爲了賺更多錢、買更多東西，根本搞錯方向。

當人能領會「沒有」的輕鬆感時，才開始眞正過上自己想要的生活，而不是活在別人介紹給你的夢幻行銷泡沫中。透過簡約、減少對不必要物質的依賴，重新校正方向，就算要爲工作拚命，也是因爲那個工作本身要嘛能發揮自己存在的價值，要嘛是對公眾有益的。別爲那種可有可無的浪費力氣，眞正要拚，請爲良善的人事物好好拚一拚。

55 ❖ 空是挪出來的，訓練自己成為去混亂專家

空暇、空間、空檔、海闊天空、心如晴空、有空來玩……這些空，其實本來就存在，只是被不小心給占滿了。訓練自己成爲去混亂的專家，就能成爲神通廣大來去自如的孫悟空、林悟空、陳悟空或者是洛桑悟空。

去混亂我是用「Decluttering」這個英文直接翻過來，冠上「De」字首，跟去掉有關，比方說 Delete。要去什麼呢？去「Clutter」，Clutter 有可能是廚房水槽裡堆了好幾天的碗盤，可能是身上讓你看起來很邋遢的多餘物件，也可能是書架上那些看上去很凌亂的裝飾品，或是儲藏室裡百貨周年慶送的贈品，以及你腦袋瓜裡那些無意義雜念與妄想。

延伸到預防醫學層面，要去掉的混亂還有多餘的脂肪、多餘的壞膽固醇、多餘的破壞

性自由基、多餘的補品、多餘的毒素、多餘的胃酸、多餘的寒氣、多餘的過敏因子、多餘的荷爾蒙分泌、多餘的促發炎物質、多餘的致病危險因子、多餘的紛亂情緒……這些會讓人身心靈亂糟糟的元素。去混亂學徒、去混亂專家、去混亂大師，挪走越多 Clutter（混亂），你的等級就越高。看哪邊最不順眼呢？就從那裡開始下手吧！

56 ❖ 擠出養生時間，善用一分鐘養生術

要運動、要爲自己的身體做一些好事，這大家都知道，最大的障礙往往是沒有時間。所幸，時間跟海綿裡的水一樣，有心去擠一擠，總還是有的。所以我發明了很多「一分鐘養生術」的動作。這個單元是網路媒體滔新聞所策劃的，爲忙碌現代人，尋找快速、有效，安頓身心靈的方法。我覺得這個概念很好，所以融入了簡化概念，幫他們設計了一系列一般人容易實行的動作。

上網搜尋「一分鐘養生術」這幾個字，就能找到很多相關影片，大多都是花三、五分鐘能做完的。必看的我推薦「大膜拜」跟「洛桑瘋」。其他還有解暈車、助眠、改善腰酸背痛、幫助放鬆、擴胸幫助增加肺活量、舒展腰椎胸椎頸椎的，請找自己需要的來練習。此外，臉書搜尋「洛桑加參」你就可以找到我的粉絲團，最新的影片我都會在上頭發布。

57 ❖ 不倚靠任何人，恢復自得其樂的能力

人是社交的動物，利他、擁抱、牽手、拍拍、互相支持，在良好的社交體驗中，我們可以獲得催產素，使自己感到快樂。但有件事我希望你能知道，那就是，沒有催產素，還有很多其他的「素」同樣能讓人快樂。若執著於一定要有人陪、一定要有人幫你做什麼，你才打算快樂，那就會錯過很多生命中的美好體驗。

在一堆逼逼嗡嗡的機器中穿梭，忙碌了一整天的急診室醫護，有十五分鐘去買杯咖啡透透氣，一點點寧靜配上和煦陽光，這就超讚的。一個人飛到海島國家，躺在細白沙灘上，聆聽海浪聲，享受寧靜的 Sweet Solitude，舒坦啊！一個人散步，發現祕境，從此有了自己的祕密基地，也是非常愉快。

俗話說，不要把雞蛋放在同一個籃子。別人固然可以讓你快樂，但不要把全部的快樂，全部寄託在他人身上。留下一些，自己獨享，恢復自娛自樂自爽自嗨的能力，自得其樂，是你天生就會的事。回想第一次玩水的體驗，自得其樂，其實沒有那麼難。

58 ❖ 管住嘴、邁開腿，降低血管年齡

我常在一些美妝產品上看到「逆齡」、「凍齡」這些字樣，健保卡刷出來的實際年齡，那是肯定逆不了也凍不了的。但，血管的年齡，卻是很值得大家來下功夫。八十歲的人，擁有相當於三十歲的年輕血管，不是不可能。如果擁有無比強健的血管，那麼就不怕心血管疾病來得又快又急、叫人措手不及。

減法養生，請減少久坐不動的機會、減少情緒性暴飲暴食、減少不必要吃的藥、減少自己難以承受的精神壓力。對岸有句響亮口號，我覺得對降低血管年齡特別好，那就是「管住嘴、邁開腿」。我的血管回春祕密武器是吃洋蔥、亞麻仁油、豆腐、好的起司、黑豆、核桃和花椰菜。管住嘴，吃七分飽、改吃好東西，這樣保護血管，我一點都不會覺得辛苦。至於邁開腿，經常走路鍛煉、運動伸展、帶動全身循環，持續堅持下去，你外表看上去，和在血管年齡檢測上，都會變得比實際年齡，還要年輕！

59 ❖ 樂在眼耳鼻舌身意中，活化副交感神經

雖然現代生活中有許多忙碌、緊張、充滿壓力的時刻，但不要緊，我們有更厲害的「工具」，可以很好地調節自律神經，讓交感神經不再那麼亢奮。

最好的工具，不在外頭，就在自己身上。運動、應付緊急狀況是交感神經管的，而吃喝拉撒這類愉快的事情是副交感神經處理。想讓副交感發揮良好的作用，你可以利用視覺、嗅覺、味覺的愉悅感，來啟動它。

比方說慢慢享受一頓美食（但不要吃太飽），先用眼睛吃、再用嗅覺味覺充分品嘗。美食不是罪惡的，你吃太多它才會變成惡，控制量、吃的心態與享受程度，美食能很好地幫人活化副交感並維持住健康。

除了吃以外，聞花香、聞檀香，眼睛看美麗的風景，聽海潮、聽鳥囀蟲鳴，或是擁抱、按摩，藉由良好的觸覺體驗來放鬆。此外，觀想美好的畫面、回憶美好的經驗，也都是我很推薦的做法。

60 ❖ 別老執著於「最好」，學習欣賞「夠好」

有朋友去峇里島玩，買了件手工藝品，得意洋洋炫耀，「齁齁，我殺價殺超久的，殺了十萬塊錢，怎樣，厲害吧！」我聽了忍不住笑他，「你知道十萬印尼盾，才台幣兩百多塊嗎？」大老遠坐飛機去，不忙著玩，忙著殺價，我只能說，人各有志。要是之後你去韓國、去越南，到那些鈔票上零特別多的國家買紀念品，看喜歡就下手吧，鈔票付得起的，基本上都貴不到哪裡去。

心理學家將人區分爲「極大化者」與「滿足者」。在眞正對你有意義的事情上，當個追求卓越的極大化者，無妨。極大化者很適合擔任公司的採購人員，因爲他們特別會精打細算，對於找出最划算的組合，很會。

但下了班後，當個滿足者，卻是自在逍遙許多。當人遇到選項超載的狀況，會出現壓力反應，覺得好煩啊好累啊，這時精力消耗得特別快。如果不是很重要的事情，就不要那樣斤斤計較、殺價功力全開了吧。別老執著於「最好」，偶爾學會欣賞「夠好」，當個容易滿足的人，你會更快樂！

61 ❖ 顧好手機裡的群組，也顧好肚子裡的群

我手機裡有一些群組，我偶爾會在上面發「長輩文」分享健康資訊。也有習慣挪些時間，來關心我肚子裡的微生物群，看看大家有沒有都乖乖。透過餵食，投以「益菌生（Prebiotic）」供給好菌他們需要的營養，人確實能優化自身菌叢的樣貌。

不過餵錯了東西就糗了，情緒會變得很糟。先來了解一下人肚子裡的微生物，平常都愛吃些什麼。壞菌愛吃垃圾食物、可樂汽水、燒烤肉串、蛋糕餅乾，有時候人會搞不清楚，到底是自己想吃，還是受壞菌「指使」讓你不知不覺買來吃。壞菌多，人就容易生氣、心情不美麗。真的要投其所好，最好來看看好菌喜歡什麼。

好菌有的愛吃新鮮蔬菜、有的喜歡起司、有的對高膳食纖維的食物特別滿意，還有的對於洋蔥、大蒜、牛蒡，以及全穀根莖類很有好感，像是南瓜、地瓜這些。一般說來，好菌偏好植物性飲食，如果你平常就愛吃這些，很可能你體內的好菌已經相當多，請繼續保持。擁有叢林等級豐富完整的腸道好菌相，人常常會不自覺嘴角上揚。天天開心、告別憂鬱、減少恐慌，搞好情緒先別靠藥物，吃好料，是你更簡單輕鬆的選擇！

62 ❖ 捨棄附帶條件，將愛精煉為金剛石

愛原本擁有宇宙間最強大的療癒力，但因爲摻入了一些不切實際的期望、一些附帶條件，而使得愛映射出幸福的能力，大打折扣。很多人因爲愛而有好的開始，後來因爲愛陸續摻入了雜質，而有了爛尾樓的結局。心中發出善的意念、愛的能量，照理來說應該是充滿喜悅、平和的。但若用狹隘的方式付出愛，並對別人的回饋抱著不切實際的期望和幻想，那肯定失落感很重。愛的成分「不純」，裡頭摻雜著期待、愧疚、貶抑或是擔心，種下的「因」不純，結出來的「果」，就很有可能歪樓。

想想母愛，想想你對家裡狗狗貓貓的愛，這些都很接近無私的利他。你不會因爲期待狗狗養大了將來可以去街頭賣藝，才讓他們吃好用好，你純粹就是想好好養這隻狗、帶他出去玩。就是要這種無私的感覺。不帶任何條件、純淨無染的愛，能升起幸福快樂，它還是一顆能切斷一切煩惱的金剛石。當你想付出的時候，就盡情給出去吧！別怕掏心掏肺會將來會傷心，沒有錯誤的期待，就沒有誰能眞正傷得了你的心。更有趣的是，當你爽快捨棄愛的「但書」時，福澤卻會朝你一直來一直來。

63 ❖ 改掉這些習慣，降低內分泌干擾物濃度

在體內累積超過一定的量，能傷害到我們內分泌、神經、免疫與心血管等多項系統的環境荷爾蒙，幾乎無所不在。避毒要先做，避得越多，身體排毒的負擔也就越輕。像我自己會盡量避免生活環境中出現塑膠製品，很少喝瓶裝飲料，並且以多樣化食材輪替吃這個方法，來分散風險，盡量煮一餐能吃完的量。

降低毒素累積風險，你還可以這樣做。避免直接將紙便當盒或飲料紙盒放入微波爐大火加熱，應倒入安全容器中以中火或小火慢慢熱。少吃罐頭食品、少用塑膠袋、減少熱食以塑膠袋或紙餐盒打包的機會、少用殺蟲劑與化學清潔劑、避免過度化妝、避免使用香氣持久不散的保養品、買飲料自備不鏽鋼或陶瓷隨行杯、外食自備餐具、摸完感熱紙先洗手再拿東西吃。避毒招數不怕老，有效、肯做最重要。

64 ❖ 每天至少一次，練習深靜細勻的慢呼吸

檢查自己平常的呼吸是否短、急、淺，拿皮尺量測，一呼一吸胸圍差若小於三公分，

表示你低估了你的肺活量，吸得太少太淺。最好能逐步訓練，讓胸圍差達五公分以上。

請找個靜謐的地方坐好。上半身挺直，兩肩自然下垂，兩腿盤坐或踩穩地面。手自然放在膝蓋上，也可以把大拇指握在拳頭裡「固握」，宛如初生嬰兒攥著手那樣。舌頂上顎，開始細細地、均勻地從鼻子吸氣，秒數越長越好。想像肺部如一顆飽滿的氣球，接著腹部也成爲一顆脹大的氣球。吸到最滿時憋氣，呑一口口水。再用最慢的速度從嘴巴把氣緩緩吐掉。如此重複幾次。

如果練習慢呼吸時很容易分心，吸氣或吐氣時自覺不夠勻稱，可於吐納時，分別數一、二、三、四、五、六、七、八……，幫助靜心。這個慢呼吸，尤其適合睡前、面試前、生氣後平復心情，或任一個需要舒緩緊張、焦慮情緒的時刻來做練習。

65 ❖ 「常空」，為生命中的VIP留個位子

空，是滿載而歸的前奏。比方說逛超市，大家一定是推著空的購物車去逛吧！不可能去推一台已經裝滿的車。從前人打水，也是提空桶子去的，提著半桶水去河邊，頂多再裝半桶，哪有人這麼傻。又或者學新知識新技能，腦中堆滿成見、自以爲自己好棒棒，即便至聖先師下凡，也拿倚老賣老聽不進人話的人沒輒。

確實清空對自我的執著，才有可能獲得世間至寶。常空，你就常常創造出重新出發的新契機。就算社會地會很高、銀行存款很多、排隊等你簽名的人從信義區排到了台北車站去，即便再有名有權有錢有勢，請務必使自己宛如一張白紙，乾乾淨淨謙卑純潔又可愛，永遠不要自負自滿、永遠保持開放、永遠留下位子，因爲你不知道，你生命中最重要、最美好的人事物，什麼時候到來。

66 ❖ 玩土踩土別怕髒，恢復與自然的連結

人有很多疾病的產生，都跟與自然界「斷了音訊」有關。自身的地水火風空五元素出了狀況，又不跟宇宙中的地水火風空下載療癒能量、校準一番，當然會失衡的特別厲害。其中一種越來越普遍的失衡，就是小兒過敏。

像我們這種住在山上的西藏小孩，從小泥巴堆裡打滾，下雨玩泥、下雪打雪仗，幾乎每個人每天都玩得全身「髒」兮兮，卻很少聽到誰家有小孩子過敏的。現在都市裡的孩子乾淨，酒精紙巾伺候好好，地板不能爬，也沒有樹可爬，滅菌消毒殺蟲用品買好買滿，反而一大堆鼻子過敏、皮膚過敏的。

早在一九八九年，英國流行病學者大衛・斯特羅恩（David Strachan）就曾提出建言，

在幼兒時期適當接觸外在環境，與多樣化的微生物（如細菌）建立良好的互動關係，可預防免疫系統發展受到抑制，間接降低罹患各種過敏性疾病、慢性病的風險，尤其是過敏與氣喘。

吃原型食物、接觸泥土、晒太陽……生活自然點，健康自然來。不想一天到晚吃過敏藥，早點與土地裡的各種微生物相遇，讓免疫系統有機會練習辨別敵我，好菌還是壞菌，有助於健全自身的免疫力與自癒力。

67 ❖ 養護膝關節，早保養早輕鬆

三十歲後，請有意識地去留住肌肉，臀大肌，和大腿的前方的股四頭肌、內側的縫匠肌，以及後面的股二頭肌都練一練。用強壯耐操的髖腿肌群，預防膝蓋承受不當的衝擊力而早衰。能走路多走路，並請達人教你做正確的深蹲與重量訓練。

平日裡仔細察覺疲勞、緊酸痛的感覺，不要一開始就噴消炎止痛藥，降低對自身狀況的敏感度。運動後應拉筋伸展、泡熱水澡、按摩放鬆，盡量先用物理方法舒緩緊酸痛，避免進入勞損階段。其他還有少穿高跟鞋改穿避震好鞋、及早處理體重過重的問題、減少蹲姿與跪姿做家事的機會。避免夏天冷氣、冬天寒氣入侵膝蓋，愛穿短裙，保暖毯辦公室要

放一件。

68 ❖ 避免頭痛從口入，這些小心吃

請回想一下自己的頭痛史，是否曾經「痛從口入」？吃了什麼之後，頭就開始痛起來。常見可能引起頭痛的有：起司、紅酒、啤酒、熱巧克力飲、冰棒、臘腸、味精（麩胺酸鈉），以及含有化學調味料的食品或菜餚。

個人體質不同，吃進這些你馬上頭痛，下回請盡量避開它們。若沒有影響，則不必對上述清單過於緊張。

一般說來，咖啡因有緩解頭痛的效果，特別是與血管舒張有關的偏頭痛、急性頭痛。每人每天咖啡因安全上限爲三百到四百毫克，換算一下兩百毫升的濾掛可以喝二到三杯。安全數値內的咖啡因能緩解痛，但過量咖啡因卻有促頭痛疑慮，想藉咖啡止痛，千萬不要喝過頭。常頭痛的人，還可以考慮補充以下營養，含維生素B、維生素C、鎂、鐵、鈣等營養成分的，比方說芭樂、黑棗、糙米、菠菜、豆芽菜、芝麻、昆布與白色瓜子這些。

69 ❖ 補充色胺酸，助你換季不憂鬱

很多人在季節轉換，或是久居陰雨連綿之地，出現因晒不到太陽的荷爾蒙失衡性憂鬱。這類型的憂鬱、低落，往往還伴隨著不好睡、睡不深的症狀。除了找機會去熱帶海島晒太陽、到預防醫學診所打靜脈雷射外，補充色胺酸（Tryptophan），開心吃好料，也能爲自己迎回金燦燦的人生。

色胺酸是一種人體必須的胺基酸，能促進血清素與褪黑激素生成。它普遍存在於我們的日常飲食中，比方說：鮮奶、優格等乳製品。納豆、豆腐、豆漿、涼麵芝麻醬等含有黃豆的製品。芝麻、核桃、腰果、瓜子、榛果等堅果類。此外，香蕉、燕麥、蜂蜜、黑巧克力、紅肉、蛋類、火雞也都是補充色胺酸的好來源。

70 ❖ 心暖身就暖，利他轉念排寒最全面

無私、不求回報地透過種種利益他人的行爲舉動，一份雞排、一句鼓勵的話都可以，或是善意的念頭。從暖心開始，就能使自己的身體逐漸暖活起來。

芬蘭阿爾托大學的研究人員曾製作各種情緒的體溫分布圖，驕傲自滿、怒氣衝天，體溫圖呈現上半身熱、下半身冷的狀態。當人害羞、焦慮、妒嫉時，四肢的溫度較低。而悲傷、抑鬱時，身體最寒，所以我們說心寒心寒，不騙人，還眞的會寒。

想要全身暖暖的，「愛」與「幸福」是解答！感受被愛、去愛人，覺得開心、幸福、快樂，不只令心頭暖洋洋的，事實上，全身體溫都會隨之升高。空虛、寂寞、覺得冷？那就爲他人做件好事情吧！

71 ❖ 什麼都能忍，就是便意跟委屈不要忍

常出差、常旅遊的人到了異地，有人會出現暫時性便祕。這是因爲對環境不熟悉，或是如廁不方便、與人同房共用廁所不好意思排便，於是把便意忍下來。忍著忍著，就眞的便祕了。

有些工作，上班執勤時不方便上廁所，比方說運輸業駕駛、百貨公司櫃姐、餐飲業內外場，經常一忙就忙到沒時間上廁所。如果是這種情況，除了忍便造成的便祕之外，通常還伴隨著忍尿所造成的膀胱發炎問題。大小二便最好都別忍，經常等到忍無可忍時才衝廁所，忍字頭上那把刀，可是會揮向你的健康。

還有一種心因性的便祕，來自於壓力、恐懼跟委屈。這些情緒觸發交感神經，使人體自動降低消化率，並減緩甚至停止各項體內排毒活動。覺得太委屈？別擺一張大變臉，盡量去做一些讓自己開心、愉快、放鬆的事，喚醒副交感神經，你很快就能暢快地在廁所哼起歌來。

72 ❖ 打造居家小清新，遠離病態建築

植物向來是最佳的開運好物。開運、開智慧跟開花、開展新葉，都講究開。盼著植物天天成長，令人開心。心開，運就開。去觀察那些成天不開心的人，往往財運、運氣都不會太好，因爲他們對「開」這個動詞很陌生。人藉由觀察實體的開枝散葉、開花，能日日強化、連結到抽象的心花開、開運、花開富貴，以及最棒的開智慧。當感覺閉塞、心靈卡卡？植物就是你最好的開運開關。

我自己喜歡在室內放虎尾蘭、吊蘭等綠色植栽，他們能降低甲醛對人體的傷害，選對植物，室內八〇%以上的有害氣體，通通能被淨化。另一方面，眼睛經常看美麗的綠色植物，也很療癒，有助於放鬆心情。人在放鬆的情況下，痛覺的感覺比較沒那麼明顯，這也是爲什麼很多醫療院所，會興建治療花園，或在室內擺放盆栽的原因之一。

另外，大家遇到病態建築（Sick Building），盡量別在裡頭待太長時間。像是空氣品質特別差的空調型辦公建築，無日晒且二氧化碳、粉塵超多的不通風場所，你一進去就會鼻子、眼睛過敏、頭痛、嗅覺味覺不適、注意力不集中，並且容易讓你倦怠、發怒、低落的空間，這裡頭可能已經有滿多的生物性或化學性汙染，最好有所警覺。

73 ❖ 請靈活運用「關你屁事」和「關我屁事」

有天我在一本新書的文案上看到了這句話，「這世界上只有兩件事，一個是關我屁事，另一個是關你屁事。」我忍不住大笑。剛來台灣學中文的時候，我一度以爲四個字的都是成語，常常關我屁事關我屁事這樣講。

毀譽不驚、波瀾不驚、寵辱不驚，古代智者告訴大家，不驚、不驚、不驚，就對了。眞是精闢！從西醫的角度來看，淡定之人，必有大福氣！光是血壓、心律、呼吸穩定，就能幫身體擋下許多災禍。

遇到別人情緒勒索心好累，一句「關我屁事」，碰上好事之徒七嘴八舌、議論紛紛，一句「關你屁事」。減法新生活，學會這兩件事，讓你隨順、隨心、隨運自在。

74 ❖ 打掃要在變髒之前，痼疾分次處理

記者訪問到府服務的清潔達人，「大掃除有沒有什麼祕訣？」達人說：「最好是還沒變髒之前就開始整理，要不，一變髒就馬上處理。想辦法預防環境變髒，是最重要的。」我以爲他是在講預防醫學，怎麼原理這麼像？

整理環境跟整理人體，同樣都是先做先贏先享受先輕鬆。久久才清理一次的房間，想到要處理這「災情慘重」的雜亂，就忍不住繼續拖延下去。看到髒亂的房間請想想自己的身體，是不是也有什麼壞習慣，已經養成很久，一想到要改變習慣，就覺得累、就覺得不可能？

養好體質，好比處理瓦斯爐上的老油垢，當初如果每次煮完都擦一擦，那根本不會有什麼陳年老垢。千金難買早知道，萬一已經積了一大塊黑黑的，請不要覺得壓力很大，只要開始刷第一次，它就會淡一點，手酸了，就休息，等下次再刷，它又會再更淡一些。搞不好第三次就刷起來了。同樣的，再孱弱的身體、再頑固的慢性病，只要分次調養、慢慢整理，也都有復原的機會，大家對瓦斯爐、對自己，都要有信心。

75 ❖ 購入真正有必要的好東西，開心使用它

同時間擁有太多物品，容易令人產生一種窒息、厭煩感，東西多、積的灰塵也多，打掃起來特別費勁。食之無味，棄之可惜的「雞肋」，誰家裡沒有？請至少每個月一次，重新檢視身邊物品的去留，屬於「可有可無」等級的雞肋物件，再多看一眼也是無奈，不如送給用得到的人。或拿去資源回收。

隨著年齡增長、更知道自己要什麼之後，請開始爲自己添購眞正能用到的好東西。價格不拘、新舊不拘，但凡能激起你珍惜之情的物件，才留在身邊。這樣，你用一支好鋼筆書寫、拿一只漂亮的日本碗盛菜、點一盞二手家具行買來的銀行燈，你都是開心的。身外之物盡量少，自在舒坦，身邊之物樣樣美，享福更惜福。

76 ❖ 安排休息時間，高品質的快樂享優先權

怎樣休息都還是很累？那你可能要換個方法。很多人工作結束，犒賞自己的是大吃一頓，或手機遊戲連續打上兩、三個鐘頭。身體吃太多，要消化要代謝要排毒，你會更累，

至於玩手機玩到去復健的，也不是沒有。每天連續一小時，連續一個月這樣，頸椎受傷的機率就很高。

大家工作會寫行事曆，同樣的，休息時間也應該好好安排。身體累累的，要幫自己排按摩、泡溫泉、拉筋伸展這類，頭腦累累的，最好就是練習呼吸、靜坐靜心、好好睡上一覺。而心好累的時候，別忘了去做一些快樂事，小旅行、學習新技能、讀本好書、利他行善、整理環境……，能帶來快樂與滿足感的各種實際體驗，比呆坐在賣場滑手機泡在虛擬空間裡，更能幫你恢復活力。

77 ❖ 囤物囤出病，好命人存的是福氣

高齡化日本，「孤獨死」的狀況屢見不鮮。孤獨死又被稱爲「無緣死」，無血緣、無地緣、無社緣，身邊沒有親人關懷、跟鄰居也不往來、幾乎零社交生活……簡直就是跟世界斷絕了緣分。送「孤獨死」最後一程的特殊清潔員發現，這些獨身離開世界的人，有很多都在家裡囤積了一些莫名其妙的東西。生活環境就像「囤」這個字一樣，用物品在身邊築起圍困住自己的一面面高牆。

人周遭環境的展現，是心的化現。小小的心煩意亂，可透過把環境變得清爽、好好分辨垃圾與黃金這些練習，化解掉一些混亂的感覺。而要預防與世界「無緣」，心的「自動加溫」功能要經常去檢查一下有沒有壞掉。你對他人冷漠嗎？你對自己冷漠嗎？百病起於寒，寒跟冷，意味著凝滯、輕微堵塞、完全不通，然後人就生病了。這是有順序的。希望能在凝滯的階段，就好好來處理它，預防惡化。

最快最有效的暖心方法，是利他。援助、救濟、安慰、同情、鼓勵都可以，物質或非物質的都可以。當然你不要挑一個你平常就很討厭的人，強迫自己要去幫他，一開始不要挑難度這麼高的。你可以從身邊你喜愛的開始，擴展到陌生人，最後才是你的「敵人」。有趣的是，當你做到最後一步時，你會發現，世界上根本沒有敵人這種人。別讓自己的心被自己困住了，養成利他的習慣，從此囤的不是物品，是福氣。

78 ❖ 分辨頭痛，急性快就醫，慢性自調理

溫柔地去對待自己的身體，我們不要所有頭痛都用同一顆藥來醫。

先講最嚴重的，如平常很少頭痛，出現突發性頭痛，伴隨噁心想吐、伴隨高燒，伴隨視覺異常、失明、失語、單側運動神經感覺異常、偏癱。又或是頭痛持續兩、三天，吃藥

不見緩解，以上皆屬於警訊，請不要忍耐，立即就醫。

再來講自己可以處理的部分。緩解工作壓力大、久盯螢幕造成的肌肉緊縮型頭痛，請先坐穩、兩腳踩地，慢慢吸氣吐氣，旋轉頭部，逆時針順時針各二十一下。向下時下巴盡量貼近脖子。再配合眼周肌肉的放鬆，手握拳，利用指節刮眉棱骨、眉頭、眼尾、眼眶外下方顴骨也刮一刮。最後是肩部的舒展，往前往後繞肩也都是做二十一下。

而運動太過激烈、很久沒運動突然血管收縮過劇，所造成的搏動性頭痛、抽痛，要靠暖身運動來預防。轉頭、繞肩、從頭到腳伸展以及其他各種暖身運動做十分鐘以上，務必將「要開始運動囉」的通知確實傳達給身體每個部位。

另外若頭面部血流不暢，頭也很容易痛。這時拉提耳朵，耳輪、耳垂、耳尖都充分拉一拉、捏一捏、上提外展。或拿木梳，將整個頭部都梳一梳，若能緩解，則可慢慢戒掉愛用止痛藥的習慣。

79 ❖ 每周一次，天天也可以，十六小時輕斷食

錯誤的飲食習慣、不良的惡質食材，令人「飽」受摧殘。沒錯！你吃太飽，而又不幸吃錯東西，那簡直就是在摧毀自己的健康，逼自己以光速變老。斷開退化性疾病、消化不

良、過敏與代謝症候群的糾纏，你來試試斷食。

我親自試過各種長度的斷食法，也常讓我診所的病人進行斷食淨化，在功效與是否能確實做到之間，我找到了平衡點，那就是十六小時的輕斷食，連續十六小時不吃任何固體或流質食物，但可以喝水。不管有病沒病，只要你想要更健康，請每周斷食一次，喚醒體內的良醫。

若覺得自己負擔太沉重，不管是心裡的負擔，還是體重的負擔，想要天天斷食十六小時也非常好。其實你只要過午不食就可以了，拿掉晚餐這餐，隔天早餐吃起來還會特別美味。我有很長一段時間都這麼做，不但肚子整個消下去，連襯衫都要重買小一號，有點開心。歡迎你跟我一起這樣做。

80 ❖ 盡量去理解全貌，壞掉的記憶晚點再修

人心很奇妙，心裡想著什麼，往往就看見什麼。同一個事件，因此能出現許多版本。比方說一個小孩，記得的是「可恨啊！被綁在桌腳，挨罵到晚飯都沒得吃」，小孩的父親記得的是，「厚，還好那時候早發現，不然還眞被拐去唱戲了」鄰居記得的是，「唉呦，恐怖喔，那家人很會虐待小孩」充滿智慧的老里長出來說了句公道話：「不要亂講，人家

阿爸辛辛苦苦存了一些錢，要送他寶貝女兒去日本讀書啦！」

螞蟻不能理解蝴蝶看見的世界，蝴蝶又不能理解太空人眼中的地球。類似的概念，人的心眼也有程度之分，還沒到慧眼等級，有時候就容易理解錯誤，誤以爲人家在害你、處處針對你。「一切都是最好的安排」慧眼看所有事情，都能看出它背後的正面意義。請盡量修練自己的心，提高能見度、提高維度。在到達慧眼等級之前，如果記得一些狗屁倒灶的鳥事，先別急著傷心難過覺得好恨，爲什麼老天爺對自己那麼不公平？壞掉的、不完整的記憶先擱一邊，先別急著恨、別急著誤會，靜心淨心，給自己一個理解眞相的機會、當個明白人，也許十分鐘，也許十年，總有眞相大白的時候。

81 ❖ 避免在惡劣心情下，做討厭的工作

大腦是全身最耗能的器官，燒腦過頭到達腦疲勞的程度，人的自制力會大幅下降。有人會大吃大喝，然後一直胖一直胖。有人會大買特買，然後卡費一直欠一直欠。另外還有感到厭煩、對人冷漠、什麼事都不想做，這些都有可能是大腦在醞釀罷工。

避免腦疲勞、腦過勞，最好不要在惡劣的心情下，做著討厭的工作。同樣的工作強度，如果人是喜歡這項工作、樂於接受挑戰的，那就可以維持比較長的專注時間，並讓每

分力氣都盡量用在工作上。若懷著厭惡的心情，邊做邊討厭、邊拖拖拉拉，身體能量不斷被負面情緒給消耗掉，人很快就會出現腦疲勞。請盡量找出工作的積極意義、正面意義，開心做，比較不容易過勞。那要是實在找不出正面意義呢？既不能讓自己更好，也不能讓世界更好的這種事，那其實也沒有做的必要。爽快地放棄它吧！

82❖去自我中心，除恨解悶胸病不生

當你和人冷戰、生悶氣的時候，是否曾有種胸口悶悶，好像卡著一口氣，不吐不快的感覺？長時間憂怒鬱悶、懷著怨氣，疾病顯化出來的位置，剛好是集中在心胸這一個區塊。

在預防乳癌的復發與轉移上，除了定期追蹤，照顧到患者的心理層面也很重要。研究顯示，乳癌患者若接受心理治療、紓解壓力，復發與死亡風險可降低四到五成。不只是惡性的乳癌，出現良性的乳房腫痛、發炎，避免壞情緒繼續擴散傷身，也是預防惡化必須要做的事。

從東方醫學的角度來看，人心情不好、脾氣不好，那都是身體已經出現了一些失衡的狀況，而憂思鬱結、所願不遂又會加重病情。想恢復成完全健康的狀態，於身、於心，都

得一併作調整。最重要的心結解開了，病氣才有出路。

83 ❖ 召喚多巴胺，戒掉沉迷與上癮

擺脫沉迷、戒掉上癮，那解藥，自己身上就能產出。有科學家做實驗，給老鼠一支可以搖出美味小零嘴的搖桿，每拉一下，就有得吃。等老鼠迷上搖桿之後，科學家便開始降低頻率，從每次都掉下來食物，改爲隨機偶爾掉下來。儘管有時拉搖桿無法從中得到任何回饋，老鼠非但沒放棄，反而更使勁、發了瘋似的去拽那搖桿。這從沉迷到上癮的過程，像極了愛情。

當然啦，我們人要活得明明白白，才不要像老鼠一樣那麼容易被人操控。商業行銷操控、毒品與藥物的制約、玩網路遊戲成癮……從一開始最快樂，接著快樂將逐漸遞減，讓人忍不住想要買更多、吃更多，又或者是玩更久。劣質的快樂，副作用總是特別多，要嘛特別花錢、要嘛犧牲大把時間和健康，代價可說是相當昂貴。戒除病態式上癮，我認爲最有效的方法，是改以高品質的快樂，來刺激多巴胺產出，讓人繼續享有快樂、雀躍和談戀愛的感覺。

以下這些都有助於多巴胺釋放：有氧運動、靜心靜坐、觀想美好的人事物、全然放

空、喝自己泡的好茶、享受能量充沛的美食、聆聽美妙的音樂、追求心儀的對象，以及心無旁鶩專注地去完成一項任務，比方說登山攻頂、做深蹲破自己的紀錄、清除陳年垃圾一口氣把家裡打掃乾淨。以上，請挑自己喜歡的來做。

84 ❖ 防摔特訓，強化體後側肌群

人年紀大最怕兩件事發生，一是失智，二是跌倒。失能的老年生活，可不是開玩笑，說有多辛苦就有多辛苦，自己辛苦，旁人，也辛苦！用進廢退，趁還年輕，心腦跟肌力都要常常訓練，充分運用它們，讓器官知道它們的主人「還早呢！沒打算那麼快變老！」

熟男穿合身牛仔褲帥氣又有型，美魔女擁有蜜桃臀，這是附帶的好處。練體後側肌群，主要是增加平衡感和運動持久性。每天能穩健多走幾步、多爬幾層樓梯的人，即便到了六、七十歲，都還能保有青春活力。別說在家裡摔倒的機率很低，就連去爬山，說不定都還比大學生爬得更輕快。又因爲多了臀部與大腿後側肌群的協力合作，膝蓋所承受的壓力相對輕，對關節也是很好的保護。

各種深蹲、抬高臀部的橋式、經典弓箭步分腿下蹲……只要是能練到臀部與大腿後側的動作，請輪流替換著練習。每天花這幾分鐘絕對很划算，你將爲自己贏來精采絕倫的下

半生。

85 ❖ 種下樂觀，孕育長壽健康之果

英國布里斯托大學社會發展心理學教授胡德（Prof Bruce Hood）曾提到：「壓力將爲人們的免疫系統帶來負面影響。」人若能成爲樂觀主義者，將有更強大的身體素質，應對外界各式各樣的感染。

長時間無法卸下的慢性壓力，習慣性緊張焦慮、對事情經常抱持悲觀看法，不只對免疫力有傷，還能使人染色體末端的端粒（Telomere）變短。端粒變短意思是你的細胞開始邁向衰老的階段。到了這個階段，罹患心臟病、糖尿病、癌症的風險都會比較高。爲了解怎樣才能活得長壽又健康，研究人員追蹤分析了樂觀人與悲觀人的生活。發現抱持正面生活態度、凡事往好處想的人，比起那些最厭世、最提不起勁的人，平均壽命要高出十五％。「凡事往好處想」、「觀想美好的未來、強健的身體」這種強化認知的行爲療法，在面對疾病與維護身心靈平衡上，具有相當可觀的輔助療效。

而在東方，「正氣內存，邪不可干」的概念也影響了醫者數千年。當人懷抱正念善念，全身上下正氣充盈，所作所爲所念所想皆符合善，自然外邪不侵。壞東西遇見你，覺

得跟你不是同一國的，自然不想靠近，只會遠遠躲著你、避著你。永遠對世界露出笑臉，轉憂爲喜、轉惡爲善的功夫經常鍛煉，健康運也將不斷提升。

86 ❖ 撫平法令紋、下垂眼，自製膠原蛋白

有位太太嫌自己皺紋多、臉皮鬆垮下垂，來我們診所想要打ACT活化細胞，讓臉「膨」起來。不過因爲她本身有傷口不易癒合的問題，所以我教她另外一招：自己做膠原蛋白。

膠原蛋白這種讓人看起來白泡泡幼綿綿的好東西，其實我們身體自己就能製造。很多人減肥這不吃那不吃，瘦是瘦了，但看起來比實際年齡還老，其中一個原因就是營養不夠，膠原蛋白流失太快的問題。

請記住「維他命C＋蛋白質」這個組合，十分有利於自體膠原蛋白形成。比方說你今天炒一道高麗菜豬肉片、燉一鍋山藥雞湯，早餐吃奇異果和荷包蛋，或是啃芭樂、喝無糖豆漿，都可以。就算要減肥，營養也不能失衡，否則減掉的是寶貴的膠原蛋白，那可要捶心肝了。

87 ❖ 把時間留給自己，享受孤獨不孤單

很多人很怕「一個人」，因爲太怕了，甚至不惜去情緒勒索別人。要人陪著說話，哪怕聊來聊去都是些西家長東家短的閒話。但事實上，很多好事情，都是在一個人獨處的時候發生，包含身心靈的自我修復。

很會散步的作家梭羅曾提到，「我想我一天至少要花四小時待在森林中、山上和鄉野間漫步，完全切斷人世間的牽絆，才能維持身心的健康。但通常還需要更久。」獨行、獨食、獨想、獨自和自己一人相處時的美妙，一百個人去體驗，就會有一百種想法和樂趣。你曾聆聽過寧靜、想樣自己變成一片海洋、假裝自己是當地人、看著風景朝自己迎面而來的經驗嗎？

只有在獨處的時候，你向內心深處遠遊，然後，遇見了另一個更好的自己。

88 ❖ 減法遠離癌，三個要件千萬別打勾

開心一天，你就賺到一天。最重要是，你在微笑、原諒、幽默以對中，還默默累積了

抗癌的本錢。只要是人，身上有些癌細胞也是很正常。只要心不失控、情緒不失控，有保健知識且持續實踐，那麼，癌細胞也都會乖乖的，該被代謝出去就被代謝出去，絲毫不礙事。細胞之所以大量癌變、變異成疾，有三要件：

◉身體失養。

◉心情低落。

◉思維方式偏向負面。

預防癌症顯化出來，說難不難，只要把上面這三要件，一一取消即可。換句話說，就是去全方位照顧好身心靈。那麼，如果已經罹癌了怎麼辦？一樣要從身心靈全方位的關照著手。臨床上有許多案例指出，即便罹癌，經過適當的療程處理身體的部分，再加上轉念、改變舊有習氣、脾氣，處理好心靈的部分，如此，很多人都能從癌症中復原、脫離癌症（Free Cancer）。

別忽視心念對身體造成的傷害。專家整理出內心情緒與罹癌之間的關係，發現憤怒、情緒消化不良與胃癌有一定程度的關聯性。至於沒安全感、不信任自己，則指向淋巴癌。乳癌又是怎樣出現的呢？憂思鬱結，常與親人起衝突、常與他人起衝突，屬於高危險群。

現在若經常糟蹋身體、令自己不開心，將來就換身體反過來糟蹋你，讓人承受種種不適。三個罹癌要件請一一消滅它們，整理好自己的心情，調養好自己的身體！

89 ❖ 退散吧！暗黑系食物不要來

「不給糖，就搗蛋」這是萬聖節「小惡魔」們討糖吃的通關密語。但若給孩子吃了太多含有各式各樣化合添加物的精緻甜食、代糖飲料，那有極高的機率，他們還眞的會成了「惡魔」、晚上鬧得所有人都別想睡個好覺。

有時人不是自我控管情緒的能力特別差，覺得疲勞、倦怠、心情低落也不見得眞的是心裡有事，很可能是受到「暗黑系食物」的干擾。暗黑系食物是什麼呢？我稱那些添加物特別多、調味特別繁重、腐敗不新鮮、看不見食物原本形狀的加工食品爲暗黑食物。偶爾吃到沒關係，但若它們佔了你日常飲食中的絕大比例，那最好是重新調整採買清單。比方說，若能以水果或蜂蜜的自然甜，取代糖精、阿斯巴甜的甜，身體負擔絕對會減輕許多。

吃錯東西，一般人要花好大力氣才能把它代謝掉。而正從疾病中康復的人，消化、代謝、排毒功能往往較差，更應該愼選入口的食物，減少干擾與無謂的耗損，把大部分精力用在自癒力上才好。

90 ❖ 向人瑞致敬，已讀，不用回

生逢亂世，幡動，人未必要跟著心動。請記住這個靜心口訣「我不理它（I don't give it a shit.）」我完全不在乎、不屑一顧這樣的感覺。不在乎到連批評它一句、連拿最糟糕的 Shit 給它，都懶得去做。

說到「我不理它」界裡的大師，我認爲是目前最長壽紀錄保持人——法國的珍．卡爾芒（Jeanne Calment）女士，她活了超過一百二十二歲。認識這位愛吃巧克力、愛喝紅酒的老太太的人曾形容，「她幾乎對壓力免疫」。「不要擔憂那些你無能爲力的事」老太太盡可能讓自己的心不累、活得簡單又優雅。卡爾芒曾經親眼見過瘋瘋癲癲的梵谷，「又醜又沒教養、又沒禮貌又病態」是她對梵谷的印象。人能活這麼高歲數不是沒有原因的，遇上了無理且無禮的人，卡爾芒選擇已讀不回。「我才不跟他計較呢！」她說。

在西藏，我們說：「人家罵你，等於在幫你念經。」毀你、謗你，都是在幫你消業障。如果你能不生氣、不回嗆，採取不理它的態度，那麼，你就是修習「忍辱」有成。修成「忍辱」的福報是很大的，在提升靈性的道路上，通過忍辱關卡的人，不要說是順風順水了，由自己心魔所化現的「敵軍」，也基本上不會出現。簡單來說，就是你的阻礙變少

了，絆腳石變成墊腳石這般順利。試著讓自己活得簡單、舒服一點。省下隨風起舞的精力，轉而投注在能引發你熱情的人事物上面，幡動，就隨便它去動吧！

91 ❖ 視覺化你的心願，成功「心」到擒來

澳洲心理學家艾倫．理查森（Allen Richardson）做了項投籃實驗，他把受測者分爲三組。第一組每天練二十分鐘投籃。第二組除了測試的第一天和最後一天外，中間幾天完全不碰球。第三組人每天花二十分鐘想像每次投籃都中。兩個多禮拜過後神奇的事情發生了！用力想像命中的第三組人，平均命中率居然進步了二十四％，而眞的有練的第一組，也才進步二十五％，兩組相差不遠。完全沒練的第二組，當然也就沒有任何長進。

類似這樣的事情，在我們西藏叫做「願力」。心如工畫師，能畫諸世間，願力特別有力的人，確實可以改變命運，轉化習氣，爲自己所用。當你靜坐觀想時，不妨偶爾加入「健康主題」，觀想健康的自己，應該是怎樣的。沒多久，你會看到自己身上開始出現一些良善的轉變。

「消夜就不吃了吧！反正油炸物對我也沒什麼好處。」「周末約朋友去爬山，聽說芬多精對肺部淨化特別好。」「不生氣就不生病，我幹嘛用別人的過錯來懲罰自己咧。」「少

肉多菜身體少負擔，青菜多買一點好了。」「今天下班改用走路回家吧！不用搭車還省一個口罩。」「算了，不買可樂了，喝水就好。」「還是早點睡吧，反正工作永遠做不完。」「留給別人的叫遺產，用在自己身上才是財產，我要捨得投資健康。」把最想看到的「健康的自己」視覺化、把獲得健康的方法視覺化。漸漸地，你的行爲、出現在你身邊的，也都會慢慢開始轉變，變得更健康。

92 ❖ 煩惱真正好裡頭有智寶，用它別怕它

很多人都懼怕煩惱、討厭煩惱，於是想盡辦法來逃避煩惱。這樣很可惜！躲避煩惱，如同排拒淤泥，雖然暫時是沒被弄髒，但也別想開出蓮花了。

「譬如不下巨海，不得無價寶珠。不入煩惱大海，不得一切智寶。」驚濤駭浪、深不見底的大海，令常人卻步。但智勇雙全的人不畏海，知道裡頭有好東西而躍躍欲試，帥氣下海淘寶，不只珊瑚、珍珠、珍稀貝類，就連古沈船寶藏都能找到。LV行李箱不也是這樣被撈出來的嗎？善潛的人都知道，光在岸上看，看破了眼鏡也看不到可愛的小丑魚尼莫、古靈精怪的海兔，以及那像藻像龍又像隻俏皮袋鼠的葉海龍。想要觀賞無價夢幻的海底奇觀，與海龜海豚同遊，不入巨海那可不行。

放心，海海煩惱無自性，不會困擾、糾纏你一輩子。煩惱這種東西，只要你不怕它，敢去直視它，它便是生滅由心、生滅隨人的。了解這個概念，透過智慧來使煩惱爲己所用、爲自己效力，那麼，越是險惡、越是困乏、越是有挑戰性的環境，其實對你是越有利的。觀察煩惱、理解煩惱、轉化煩惱、運用煩惱，掌握這四步驟，悲慘世界一秒變樂園。

93 ❖ 洛桑獻曝，陽光無敵

不要再說人生好難！維持生命的四個要素：陽光、空氣、水和 Free WIFI，通通是免費的。感恩天公伯、讚嘆天公伯。而這四個要素，我認爲陽光是最重要的，所以把它排在第一位。陽光晒得好，健康沒煩惱。舉凡治療自律神經紊亂、失眠、憂鬱，預防退化性疾病與幫助人們從疾病中復原，日光浴或模擬日光的靜脈雷射，都一定會出現在我的處方箋中。

至於容易過敏的人，更要多借助大自然的力量，能少呑幾顆過敏藥，就是賺到！預防皮膚過敏、鼻子過敏，衣物、寢具、枕頭拿到陽光下曝晒是最棒的。晒過的棉被有陽光的味道，我自己非常喜歡。住在鄉村、山區的朋友，比較有空間可以晒，很好命，千萬別放棄了這個不花錢又最有效的除蟎抗菌好機會。住在都市或經常下雨陰天的地方，很難晒，替代方案是日本人做的除蟎吸塵器，模擬太陽的紫外線，可清除床墊表面的塵蟎屍體。或改用水床墊、薄床墊，可避開厚重床墊內部清潔不易的問題。

94 ❖ 於睡前一、兩個小時洗熱水澡

分析超過五千篇睡眠相關文獻後，生物醫學博士沙哈伯．哈賈耶（Shahab Haghayegh）得到一個結論：「睡覺前一、兩個小時洗熱水澡，水溫維持在四十度～四十二．八度可有效改善睡眠質量，幫助進入深層睡眠，入睡時間平均也能提早十分鐘。」

不過，誰一邊洗澡一邊量水溫？不用那麼麻煩，最簡單的老方法：靠感覺。若你洗了感到舒服、放鬆，這就對了。要是你越洗精神越好越亢奮，很可能水溫已經高達四十四度、四十五度。睡前不管是淋浴、泡澡，或者是足浴，皆以舒適爲宜。要洗的是熱水澡，不是燙人澡。

95 ❖ 別老靠免疫力去拚，回家漱漱口

人臉上的孔洞，可說是病原微生物的方便之門，很多傳染性疾病，都從眼口鼻侵入身

體。雖然人天生自帶精良的免疫部隊，但每次發動戰爭，即便打贏，元氣仍難免有傷。該有的預防感染措施，能做盡量做。戴口罩、勤洗手、少觸摸眼口鼻，經過新冠肺炎特訓，這三樣大家都已經很會。強化防線，可再加上漱口。從外頭一回到家，或從人多的密閉空間離開、用餐前，都是漱口的好時機。特別是現在疫情趨緩，不用天天時時刻刻口罩不離身，多一個漱口動作，多一層保護。

用一般方便取得的水或綠茶、紅茶都可以，漱完吐掉。已經深入上呼吸道的病毒、細菌，已無法以漱口的方式解決它們（不過不用擔心，接下來免疫細胞會處理），但剛附著於口部的病原微生物多少還能去除一些。多管齊下，降低感染風險，漱口也是很好的一招，容易做到，又無需額外花大錢。

96 ❖ 別用錢解決一切，動手做做看

住在城市裡，最大的好處就是社會分工特別細，很多事都能請人代勞。不想煮飯，外送一叫就來。東西壞了、家裡髒了，一通電話就有人來幫忙打掃，代駕、代客泊車、代客煎魚……代客這個、代客那個，只要懶得做、不會做的，錢花下去，自然有人幫，連搬家都不見得要自己打包。啊！然後咧，然後就沒有然後了。很多人閒閒沒事，除了會賺錢外

其他一事無成，於是莫名其妙悲傷了起來。

勞動、體驗、成就感，在你把錢花下去的同時，也失去了這三樣好東西。勞逸失衡，是會有病的，當公主、當少爺、當少奶奶，不見得是好事情。很少接受壓力訓練的人，一有事，最快崩潰的往往都是這些人。至於體驗，是生而爲人很重要的一環，很多靈性成就特別高的大師，都著重於累積體驗，更勝於蒐集物質。成就感，驅使人類完成許多不可能的任務，而在那個最快樂、最有成就感的時刻，你定義了你自己。

有錢好辦事，但別讓錢來幫你辦所有事，然後你再去做那壓力很大但薪水很高的工作，卻只是爲了賺錢，哈囉，請問是在白忙什麼？難怪會越活越不開心。自己煮、自己洗、自己修、自己蓋、自己種、自己練、自己的健康自己救，不親自試試看，你永遠不會知道自己有多厲害。

97 ❖ 每周至少親近一次大自然

上山享受森林浴，針葉林尤佳。吐故納新，排肺部濁氣、換上好空氣。建議正在從重大疾病中恢復的朋友，可增加至二到三次，如此一來，能加快復原的速度。

而身心慢性病，長時間積累的那種，不妨安排一、兩個月的時間去朝聖。像我們西藏人習慣在特別吉祥的年份月份，轉山轉水轉佛塔、一路大禮拜到拉薩。若怕有高原反應，西班牙的聖雅各之路、日本的四國遍路，也都是很棒的選擇。朝聖之路行經多處森林，連續一整的月都呼吸到好空氣，是對肺部很好的一次大排毒機會。

98 ❖ 頭頂陽光，腳接地氣

於適合的季節裡，脫去鞋襪，赤腳在沙灘上散步，排除負能量。有海潮親吻過的潮濕沙灘，要比乾燥沙子更有助於人體調節自身頻率與帶電狀態。

尤其長時間接觸3C產品，更要記得找時間接地氣，讓地表微弱的電流發揮療癒作用，幫助人體內的電生化反應維持正常運作。改善因時差造成的睡眠障礙，我的處方箋其中一項就是接地氣。脫去鞋襪，找一處乾淨的草皮，跟天地連線，借自然元素來校對身體的失衡，借力使力，效果特別讚。

99 ❖ 等疫情過後，出國旅行吧！

這條有做到，上面的養生好點子你可以省做好幾條。出國旅行一天七千五百步，太容易達成了。自助旅遊的走更多，兩、三萬步跑不掉。晒太陽，Check。到海邊接地氣，Check。跟朋友共度歡樂時光，Check。訓練體後側肌肉，Check。好好睡覺，Check。接受新刺激新挑戰，Check。離開手機好好放空，Check。紓壓放鬆，Check。多樣化的豐富飲食，Check。開心笑一笑，Check。利他，不求回報幫人一把，Check。

現在你知道爲什麼常常出國趴趴走、享受人生的人，要不是看起來比實際年齡年輕，要不就是比同年齡層的人還更有活力。由於看得多、接觸的人多，眼界寬廣，自然而然也訓練出自己的彈性，不容易大驚小怪，也不會對自我有很深的執念。就我所認識的人來說，旅行經驗越豐富，人的包容性也就越大、抗壓能力越強。旅行中，好的壞的事都會不斷遇到，去旅行，就好像把自己丟進一個身心靈訓練營中，各方面都不斷被訓練、不斷強化、不斷成長。最棒的是，這整個過程多半都還是相當開心的。

去旅行，絕對是維持年輕健康的好方法。主動開心訂旅館床位，總好過被動把錢花在醫院病床上。

100 ❖ 他人之惡，不上我心

西藏祖先不一定會留下什麼金銀財寶給後人，但智慧傳承肯定少不了。而這一句，就是我們家最有價值的傳家寶。這句話你多念幾遍，會有神奇的事情發生！它會幫你把「敵人」變不見。

現在小朋友被同學打了一下，家長馬上氣沖沖怒告學校，嚷嚷著要討公道，要老師道歉、要對方家長認錯。這樣的事，在我家鄉幾乎不可能發生。曾有一次我手流血了跑回家哀爸叫母，還來不及說玩伴的不是，父親便先趁機教我「如何原諒」。自己沒有顧好自己，是自己要負責，不能隨便怪別人。就算別人有心或無意，做了什麼不好的事情，傷害到你，也沒必要往心裡去。積怨，是對自己的二次傷害。跟人家生氣、賭氣，眞的沒必要。還不如，傷口包一包，眼淚鼻涕擦一擦，趕緊繼續再去玩。

從醫之後我更發現，很多病，眞的都是積怨積來的。煩人、惱人，傷的是自己的身體。怎麼會這樣呢？你討厭的那個人沒事，反而自己健康出問題？從免疫力來看，就很清楚。

樂觀的人、懂得轉念的人，的確能轉病爲福，因爲他們體內有較多的輔助T細胞（Helper T Cells）。這是一種在人體免疫反應中扮演種要角色的淋巴細胞。樂觀的人，他們的輔助T細胞消滅癌細胞的效能非常強大。而悲觀厭世的人、長期承受巨大壓力的人、對人充滿敵意的人，他們的免疫防護往往是不健全的、破綻百出的。不但極易受到感染，一旦生了病、開了刀，復原的速度不如樂觀的人，疾病再度復發的機率也比較高。

惱人、怨人，是在往自己身上積毒。不但傷害免疫力，連血液都會變得混濁。長期循環不好，心血管疾病也隨時都有可能爆發。

或許你要抗議，那做「壞事」的人沒事，豈不是很不公平？其實他不會眞正沒事。地球上有一個「能量守恆定律」。假設A發出壞的能量，到B身上，B可能會有兩個反應，第一是罵回去打回去，第二是不理他轉身離開，離開後不想他。如果選擇第一個，那A跟B可能要在負能量中糾纏好一陣子了。如果選擇第二個，B不去接招，也就不用打架。然而負能量不會憑空消失，它沒有被任何人接收，也只好返還回去A身上。這時，A有多壞，他所接收到的果，就有多衰。這個宇宙，是最公正的宇宙，最高智慧自有決斷，我們連討厭別人的力氣，都可以省下來了，至於那些狗屁倒灶的鳥事壞事，想都不要去想它，剪斷糾纏才能過好日子。

難怪家裡人從小就教我：他人之惡，不上我心，拒他人之惡於心門外，不要把惡放在心上回味，因爲那很毒。人心，若你把它當成聖地，你只會讓好東西進來。所念所想，無一不美。快樂過上一天，你就賺到一天。最後一則養生法，我把我的傳家寶送給大家。願你一世開開心心、平平安安，從此過著幸福美滿的健康生活，考試都考一百分。

CARE055

簡單豐足——減法養生的52個關鍵字

作　者—洛桑加參
主　編—林菁菁
企劃主任—葉蘭芳
封面設計—十六設計
封面攝影—張明偉
內頁設計—李宜芝
內頁插圖—kathy

董 事 長—趙政岷
出 版 者—時報文化出版企業股份有限公司
108019 臺北市和平西路 3 段 240 號 3 樓
發行專線—(02)2306-6842
讀者服務專線—0800-231-705・(02)2304-7103
讀者服務傳真—(02)2304-6858
郵撥—19344724 時報文化出版公司
信箱—10899 臺北華江橋郵局第 99 信箱
時報悅讀網—http://www.readingtimes.com.tw
法律顧問—理律法律事務所 陳長文律師、李念祖律師
印　刷—勁達印刷有限公司
初版一刷—二〇二〇年十一月二十日
初版十三刷—二〇二四年三月一日
定　價—新臺幣四三〇元

時報文化出版公司成立於一九七五年，
並於一九九九年股票上櫃公開發行，於二〇〇八年脫離中時集團非屬旺中，
以「尊重智慧與創意的文化事業」爲信念。

簡單豐足 : 減法養生的 52 個關鍵字 / 洛桑加參著 . -- 初版 . -- 臺北市 : 時報文化 , 2020.11
面；　公分

ISBN 978-957-13-8387-3(平裝)

1. 養生 2. 健康法 3. 生活指導

411.1　　109014292

ISBN 978-957-13-8387-3
Printed in Taiwan